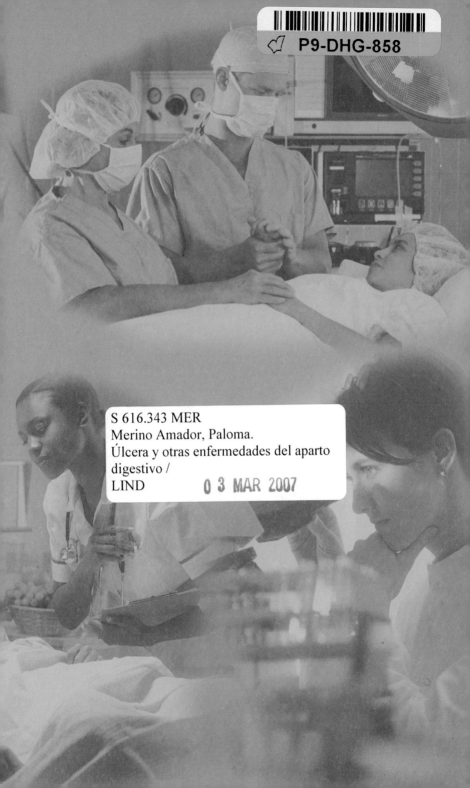

ÚLCERA Y OTRAS ENFERMEDADES DEL APARATO DIGESTIVO

Advertencia:

Los consejos, tratamientos, e información que aparecen en este libro no deben en ningún caso sustituir a los de un médico. Ante cualquier problema relacionado con su salud, acuda a un profesional cualificado en busca de ayuda. Los editores, así como el autor, no aceptan ningún tipo de responsabilidad civil ni penal, así como cualquier tipo de reclamación presentada por persona o institución alguna, como resultado del uso o mal uso de este libro, que pudiera ocasionar daños y/o perjuicios.

Copyright © EDIMAT LIBROS, S. A.
C/ Primavera, 35
Polígono Industrial El Malvar
28500 Arganda del Rey
MADRID-ESPAÑA

ISBN: 84-9764-376-3
Depósito legal: M-13932-2003

Título: Úlcera y otras enfermedades del aparato digestivo
Autor: Paloma Merino Amador
Coordinador de la colección: Pedro Gargantilla Madera
Ilustraciones: David Lucas
Impreso en: LAVEL

IMPRESO EN ESPAÑA – *PRINTED IN SPAIN*

ÚLCERA Y OTRAS ENFERMEDADES DEL APARATO DIGESTIVO

Dra. PALOMA MERINO AMADOR

A mis padres, por los sacrificios que han hecho y en sus vidas para que yo pueda vivir la mía.

A mi hermana, por transmitirme desde pequeña el amor por la ciencia.

Al médico, confesor y letrado: hablarles claro.

ÍNDICE

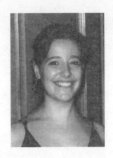

Dra. Paloma Merino Amador

Paloma Merino Amador nació en Madrid en agosto de 1974.
Es licenciada en Cirugía y Medicina por la Universidad Complutense de Madrid. Actualmente es residente de Microbiología Clínica del Hospital Clínico San Carlos.
Combina la práctica de la Medicina con actividades teatrales. Actualmente es directora del grupo de teatro del Colegio de Médicos de Madrid y escribe sobre arte dramático en la revista cultural *Calibán*.

La Medicina actualmente es considerada como una ciencia y sus bases, fundamentos de estudio, y desarrollo se basan en las reglas científicas.

Sin embargo presenta diferencias significativas con respecto al resto de las disciplinas que también se dedican al saber científico:

- La Medicina nació desde el mismo momento que aparece el hombre porque surge paralelamente a la enfermedad, y por tanto a la existencia humana.
- En un principio su práctica tenía que ver más con la magia y la superstición.
- Con el tiempo, al igual que las otras ciencias, fue desarrollando un método de estudio riguroso y creando su saber sobre fundamentos demostrados. Pero nunca abandona completamente su parte humana. En la Medicina siempre está implicado el hombre, él es el motivo y centro de su estudio.
- La Medicina, como el resto de las ciencias, desarrolla un lenguaje propio que es fundamental para la definición precisa de su saber.
- La Medicina es la ciencia más cercana a todos los seres humanos, porque todos participamos de ella, incluso de su falta si por circunstancias existen personas que no tienen acceso a la asistencia sanitaria.

Estos dos últimos puntos son la causa de dos problemas que representan una responsabilidad importante para el médico y para las personas que no pertenecen a este colectivo.

El médico debe saber explicar al paciente su enfermedad sin emplear un lenguaje excesivamente técnico. Nunca debe no resultar cercano. En numerosas ocasiones esto no es tan sencillo como puede parecer. Para subsanar esto, el médico deberá transmitir a su paciente la confianza necesaria para que éste le pregunte. Al fin y al cabo el que sufre la enfermedad es él y no el médico.

Las personas que no han estudiado de un modo riguroso la ciencia médica deberán confiar en aquellos que lo han hecho y no emitir juicios de valor ni recomendaciones sin saber lo que están diciendo. Como toda ciencia, el conocimiento de la Medicina requiere gran precisión y exactitud. No se puede comentar sin fundamento. Esto lleva a que a nivel popular existen consideraciones equivocadas.

La Medicina nos pertenece a todos más que ningún saber. La enfermedad es del que la padece y el médico presta su saber y su entrega. La desconexión entre ambos, médico y paciente, impide la práctica de la Medicina.

INTRODUCCIÓN

EL APARATO DIGESTIVO.
HISTORIA DE LAS ENFERMEDADES DIGESTIVAS

El aparato digestivo es uno de los sistemas anatómicos más extensos del cuerpo humano. Está constituido por diferentes órganos que, en su conjunto, logran realizar las diversas y fundamentales funciones digestivas. Por este motivo las afectaciones de este sistema anatómico y sus enfermedades son también amplias.

El aparato digestivo está formado por:

- **La boca:** lugar donde se comienza con la masticación y digestión de los alimentos.
- **El esófago:** el bolo alimenticio pasa por el esófago en dirección al estómago.
- **El estómago:** es el centro de la digestión. El estómago produce sustancias, como el ácido clorhídrico, que continúan de un modo más agresivo la digestión de todos los alimentos.
- **El intestino delgado:** el intestino delgado es uno de los órganos más extensos del cuerpo humano. Se divide en tres partes: duodeno, yeyuno e íleon. En cada una de estas zonas anatómicas se absorben ciertos nutrientes que comienzan a pasar hacia el torrente sanguíneo.
- **Válvula ileocólica:** la válvula ileocólica es una estructura anatómica que comunica el intestino delgado en su porción distal (el íleon) con el intestino grueso. Tras la absorción de los nutrientes en las diferentes regiones del intestino delgado, la materia de desecho, aún líquida, pasa por dicha válvula hacia el colon (o intestino grueso).

- **El intestino grueso:** se conoce como colon y está formado por *colon ascendente o derecho* (ya que sube por el lateral derecho del abdomen), *colon transverso* (que como su propio nombre indica, se encuentra situado transversalmente al abdomen) y *colon descendente o izquierdo* (que baja hacia el recto por el lado izquierdo del abdomen). El colon desemboca en el *recto* que se comunica con el exterior del cuerpo humano por el *ano*.

La *mucosa* que recubre todo el trayecto interno del aparato gastrointestinal está capacitada para realizar la función fundamental del aparato digestivo: *la absorción* de sustancias nutritivas. A su vez dicha mucosa debe permanecer intacta para no dejar paso a los microorganismos que se encuentran en su interior.

La alimentación, que es la base y pilar de la vida, se realiza gracias a este sistema complejo y desconocido para la mayoría de nosotros. Resulta una función básica y elemental para nuestro desarrollo. Cualquier alteración en el aparato digestivo resulta vital para el hombre.

Cada uno de los órganos que conforman el sistema digestivo sufre procesos específicos de enfermedad, y se relacionan sus síntomas y consecuencias con la función concreta que desarrolla cada uno de ellos. Así, en el esófago nos encontramos con el *reflujo gastro-esofágico, esofagitis*, etc.; con la *pancreatitis* en el páncreas; la *diverticulitis, ileitis, apendicitis*, etc. en el intestino, etc. La clínica que aparece viene determinada por la incapacidad que produce la enfermedad para realizar la actividad de cada órgano. Por desgracia, la mayor parte de estos órganos que conforman el aparato digestivo también presentan procesos tumorales: cáncer de esófago, de estómago, de colon, de hígado, de páncreas, etc.

En el presente libro iremos analizando la función y las diferentes enfermedades que existen en el aparato digestivo y que, aunque no todas son graves ni ponen en peligro la vida del individuo, sí se caracterizan por disminuir la calidad de vida de aquél que las padece.

HISTORIA DE LAS ENFERMEDADES DIGESTIVAS

Desde la más primitiva historia de la humanidad, los padecimientos digestivos han sido considerados importantes ya que merman la calidad de vida del que los padece o incluso le pueden llevar a la muerte. La alimentación, la falta de ella, la somatización de síntomas en el aparato digestivo, etc. son partes fundamentales del desarrollo del hombre.

Cuando en la época prehistórica la Medicina tenía más de magia y superstición que de ciencia, los remedios para las enfermedades digestivas eran los más comunes ya que también se trataba de las afecciones más frecuentes. Por medio de exorcismos, los chamanes, los curanderos, expulsaban los malos espíritus del interior del cuerpo del enfermo, los cuales en muchas ocasiones se encontraban «oprimiendo» su abdomen.

No existen libros ni textos de la época arcaica de la historia que nos reflejen con exactitud cómo era la Medicina. En estos períodos las nociones de anatomía eran muy escasas ya que la manipulación de los cuerpos humanos sin vida resultaba inconcebible para muchos pueblos (en la cultura occidental durante la Edad Media era considerado un sacrilegio y una violación al cuerpo del difunto). Existe la creencia de que los médicos egipcios conocían en profundidad la anatomía, pero esto no es cierto, ya que el embalsamamiento era realizado por personas ajenas a la ciencia. La antigua Medicina hindú sí estudió la anatomía en seres humanos, sin embargo, no empleaban cuchillos para abrirlos, los seccionaban con palos de bambú después de dejar que el cuerpo macerara en agua corriente durante una semana.

Las vísceras de los animales sirvieron para crear una de las primeras «ciencias»: *la hepatoscopia*, con la que se interpretaban señales divinas observando el hígado de algunos animales sacrificados.

Uno de los avances más importantes de la Medicina se desarrolló con la medicina preventiva. Existen dos épocas claramente definidas en esta disciplina:

- El período que abarca desde la época arcaica al siglo XVIII: en este período la prevención se realizaba de una manera individualizada, y sin excesivos conocimientos. Diocles de Caristo, comenzó a tratar el tema en el siglo IV a. C. Escribió el *Primer Tratado de dietética*. El término dietética no se aplicaba exclusivamente a la alimentación, si no al trabajo, a la alimentación, a la alteración del ánimo, al sueño, etc.

- El período de la *Higiene pública* que surge a partir del siglo XVIII. En esta etapa las medidas que se consideran necesarias para la prevención de las enfermedades son tratadas desde la política y destinadas a todos los colectivos. Así surgió *la cuarentena*, concepto por el cual se aislaba a un viajero durante cuarenta días para que no contagiara las posibles enfermedades infecciosas que trajera. Los cuarenta días eran considerados los necesarios para que se produjera cualquier patología. La higiene y la alimentación fueron desarrollándose significativamente hasta adquirir la máxima importancia en nuestros días.

Poco a poco, la Medicina comenzó a evolucionar y con ella las técnicas diagnósticas para evaluar las enfermedades de los pacientes. Los métodos para el diagnóstico digestivo han sido de los más avanzados y los que han permitido solucionar los múltiples trastornos que provocan dichas enfermedades.

ANATOMÍA DEL APARATO DIGESTIVO. EXPLORACIÓN

El aparato digestivo está formado por órganos que realizan funciones diferentes. La anatomía del aparato digestivo es compleja y extensa. En este capítulo veremos unas nociones básicas que nos ayudarán a entender las enfermedades que se producen en este sistema anatómico y cómo se explora.

ANATOMÍA DEL APARATO DIGESTIVO

Función del aparato digestivo

La función principal del aparato digestivo es la *nutrición* del cuerpo humano. La nutrición consiste en adquirir por medio de la ingesta de alimentos los nutrientes fundamentales para el desarrollo de las actividades vitales. Para ello, debemos *digerir* los alimentos y, una vez digeridos, *absorberlos* para que pasen a la sangre y se distribuyan por todo el organismo. El material de desecho, material fecal, es eliminado por el ano.

¿EN QUÉ PARTES SE DIVIDE EL ABDOMEN?

Dado que el *dolor* abdominal suele ser uno de los síntomas más frecuentes de numerosas enfermedades digestivas es fundamental que el médico determine de la manera más precisa y exacta posible las características del dolor. Debe saber si es:

- Leve o intenso.
- Generalizado o localizado en un punto.
- Continuo o intermitente.
- Si calma, qué es con lo que calma (con la ingesta de alimentos, con la expulsión de aire, etc.).

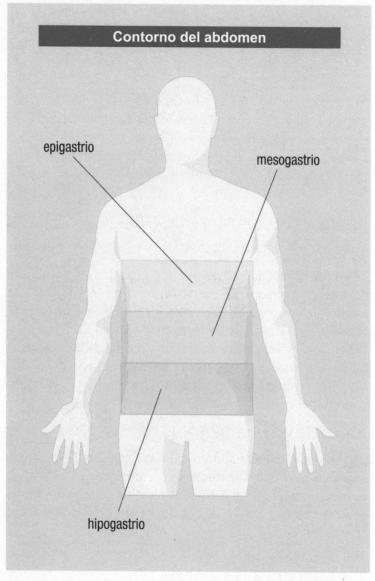

Contorno del abdomen

epigastrio

mesogastrio

hipogastrio

Contorno del abdomen. En él están señaladas las partes del abdomen con respecto a la posición del estómago: el *epigastrio*, región situada encima del estómago; el *mesogastrio*, inmediatamente por debajo; y el *hipogastrio*.

Contorno del abdomen

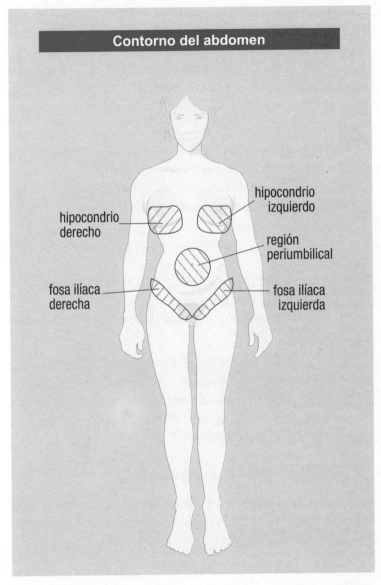

hipocondrio derecho

hipocondrio izquierdo

región periumbilical

fosa ilíaca derecha

fosa ilíaca izquierda

Contorno del abdomen en el que se señalan diferentes nombres de regiones anatómicas: los *hipocondrios*, situados debajo de cada región submamaria, respectivamente: la *región periumbilical*, que es la zona que rodea el ombligo; las *fosas ilíacas*, situadas por encima de las regiones inguinales.

Según la localización que presente el dolor, el médico podrá deducir cuál es el órgano afectado. Los médicos dividen el abdomen en diferentes partes externas.

En cada una de estas regiones anatómicas se localizan los diferentes órganos que conforman el aparato digestivo, sin embargo pueden reflejarse dolores procedentes de otros lugares:

- En el *hipocondrio derecho*: están situados el hígado, la vesícula biliar y asas del intestino grueso.
- En el *hipocondrio izquierdo*: está el bazo, parte del estómago, más profundamente se sitúa el páncreas y asas de intestino grueso.
- En la *región periumbilical*: encontramos asas de intestino.
- En la *fosa iliaca derecha*: aparecen asas de intestino grueso y el apéndice vermiforme.
- En la *fosa iliaca derecha*: encontramos asas de intestino grueso.

Así, si usted lee alguna vez el informe de un paciente cuya dolencia digestiva haya sido una apendicitis verá: «...Dolor en fosa ilíaca derecha que aumenta con la palpación...».

Las características más importantes de cada uno de estos órganos se detallan a continuación:

La boca. El comienzo de la digestión

En la boca se trituran los alimentos que comemos gracias a los dientes, y comienza la digestión por la saliva que segregan las glándulas salivares.

GLÁNDULAS SALIVARES

La saliva, que se produce en las *glándulas salivares*, es fundamental para comenzar la digestión. Tenemos tres tipos de glándulas salivares:

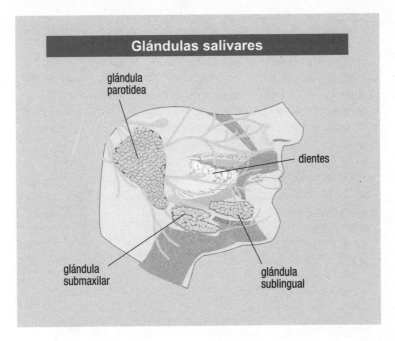

Glándulas salivares

glándula
parotidea

dientes

glándula
submaxilar

glándula
sublingual

Glándulas salivares. Situación en la mandíbula.

- **La glándula parótida:** es la más grande de todas las glándulas y se sitúa por delante de la oreja. El conducto excretor de la parótida se llama *conducto de Stenon* y desemboca cerca del cuello del primer o segundo molar superior. En ocasiones, este conducto puede obstruirse por cálculos (piedras) que dificultan la salida de la saliva. Se produce un intenso dolor que en numerosas ocasiones acaba siendo remediado por la cirugía.
- **La glándula submaxilar o submandibular:** está situada por encima de la mandíbula inferior y por debajo del lateral de la lengua. Su conducto excretor se conoce como *conducto de Wharton* y desemboca junto al frenillo de la lengua. Este conducto también puede sufrir obstrucciones por cálculos.

- **La glándula sublingual:** como su propio nombre indica, esta glándula está situada en el piso de la boca, por debajo de la lengua.

LOS DIENTES

Los dientes se sitúan en las encías. Aparecen durante los dos primeros años de vida; estos primeros dientes se conocen como *dientes de leche* que se caerán y darán paso a los dientes del adulto.

Los dientes son de consistencia muy dura y de coloración blanca. Según su morfología y su colocación se dividen en:

- **Incisivos:** son cuatro y se dividen en superiores e inferiores. Se sitúan en el centro y su función principal es la de cortar.

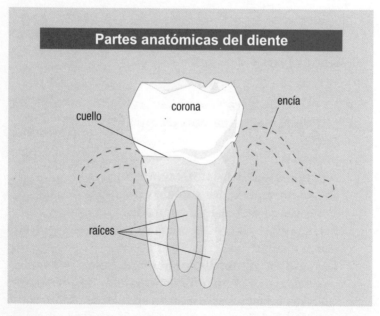

Partes anatómicas del diente

Partes anatómicas del diente. Observamos la corona o parte superior del diente, el cuello que está junto a la encía, y en el interior de la mandíbula, situada en el alveolo, se encuentra la raíz.

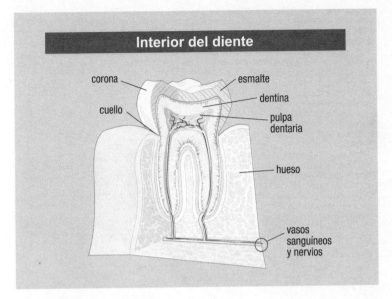

Interior del diente

corona
esmalte
cuello
dentina
pulpa
dentaria
hueso
vasos
sanguíneos
y nervios

Capas de un diente. Localización de los vasos y nervios.

- **Caninos:** están situados al lado de los incisivos. Tienen forma de pirámide.
- **Premolares o bicúspides:** situados por detrás de los caninos son las primeras piezas dentales que sirven para la masticación.
- **Molares:** se dividen en primer, segundo y tercer molar. El tercer molar es el que conocemos como *muela del juicio*. Este molar aparece en la edad adulta y puede dar problemas en su crecimiento porque no suele tener espacio suficiente y se producen infecciones.

Existen tres partes en los dientes: la raíz, la corona y el cuello.

Tubo digestivo

El tubo digestivo está constituido por el esófago, el estómago, el intestino delgado y el intestino grueso. Su nombre

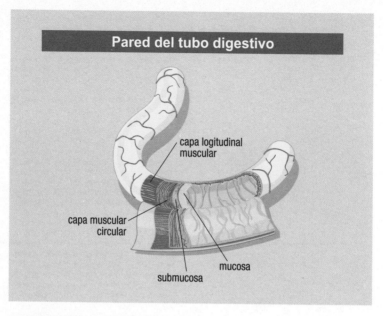

Pared del tubo digestivo

capa logitudinal muscular

capa muscular circular

submucosa

mucosa

Sección de la pared del tubo digestivo. Podemos apreciar las diversas capas que conforman la pared.

lo describe perfectamente. Se trata de un tubo por el que va transcurriendo el bolo alimenticio y donde se va produciendo la digestión de los alimentos y la posterior absorción en el intestino delgado de los nutrientes obtenidos. El material que sobra, materia fecal, transcurre por el intestino grueso hasta que es expulsado por el ano.

El tubo digestivo está constituido por diferentes capas, muy complejas hablando desde el punto de vista de las células que lo constituyen. Externamente nos encontramos con una capa *muscular* que es la que le da consistencia al tubo. Después una *submucosa* y en el interior la *mucosa*.

El esófago

El esófago forma parte del tubo digestivo y une la faringe con el estómago. Mide unos 25 cm y tiene dos esfínteres que son:

- El esfínter esofágico superior.
- El esfínter esofágico inferior.

Ambos esfínteres se abren o cierran según los estímulos que aparezcan, esto permite el paso del bolo alimenticio. Si el esfínter esofágico inferior se encuentra excesivamente relajado puede producirse una regurgitación del contenido gástrico (tanto del alimento como de los ácidos) y puede dañar la pared del esófago produciendo complicaciones como el *reflujo gastroesofágico*.

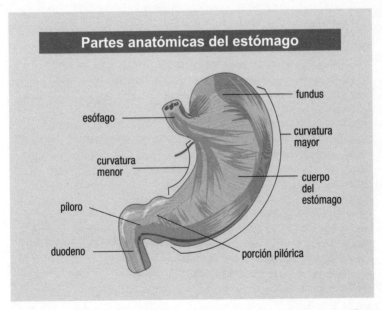

Partes anatómicas del estómago

Partes anatómicas del estómago. El estómago está situado entre el esófago por arriba y el píloro por abajo. El píloro es la región que comunica con el duodeno.

El estómago

Es el centro de la digestión. El bolo alimenticio que llega al estómago viene parcialmente digerido por la saliva de la boca, pero es en el estómago donde se encuentran las sustancias más potentes para poder llevar a cabo la trituración total. Las células del estómago son las que producen el ácido clorhídrico.

El estómago tiene forma de bolsa y se diferencian las siguientes partes anatómicas:

- Fundus.
- Cuerpo.
- Curvatura menor.
- Curvatura mayor.
- Píloro: es la unión con la primera porción del duodeno.

Existen diferentes tipos de células que segregan ácido clorhídrico, una potente sustancia esencial para obtener los nutrientes de los alimentos. El estómago no se «digiere a sí mismo» porque está protegido por una mucosa conocida como *mucosa gástrica*. Esta sustancia no daña las propias paredes del órgano gracias a la mucosa que lo recubre. Sin embargo, cuando se produce cualquier alteración o daño en la capa protectora, las lesiones que se forman son profundas y graves: son las úlceras pépticas gástricas. (Si el daño es en la mucosa duodenal se formarán las úlceras pépticas duodenales.)

El intestino

El intestino es la parte más extensa del tubo digestivo y está dividido en dos partes:

- Intestino delgado.
- Intestino grueso.

En líneas generales, las funciones que realiza el intestino son la *absorción* de las sustancias que se logran con la diges-

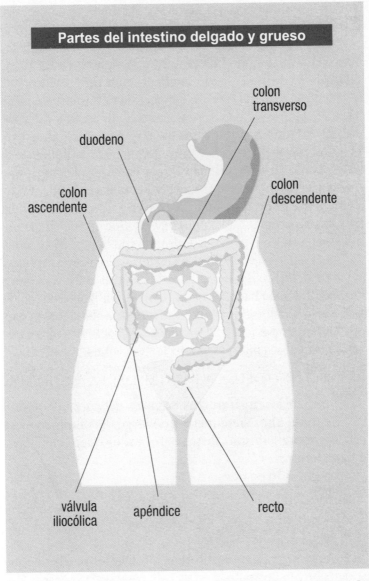

Partes del intestino delgado y grueso

colon transverso

duodeno

colon ascendente

colon descendente

válvula iliocólica

apéndice

recto

Partes en las que se divide el intestino delgado y el intestino grueso. La válvula ileocólica es el lugar de unión del intestino delgado y del intestino grueso. El colon tranverso pasa anatómicamente por delante del intestino delgado.

tión de los alimentos y la *excreción* del material de desecho (materia fecal).

En el intestino delgado se produce el proceso de la absorción de los nutrientes. En cada una de las partes en las que se divide el intestino delgado se absorbe un tipo diferente de nutriente. El material residual no digerido es trasportado luego hacia el colon y recto (intestino grueso). El colon es un tubo de casi dos metros y es la última sección del tracto digestivo. El material residual es, no obstante, una forma líquida a su paso al colon a través de la válvula ileocólica. El agua que transporta es lentamente absorbida y el material residual viaja a través del colon transformándose en materia fecal sólida. La primera porción del colon, que está localizada en el cuadrante inferior derecho del abdomen (en la fosa ilíaca derecha), se llama ciego. Desde aquí, el intestino grueso atraviesa el lateral derecho (donde es llamado colon ascendente), luego cruza el abdomen hacia el cuadrante superior izquierdo (colon transverso). El intestino se dirige luego hacia abajo (colon descendente) hasta el recto, y finalmente al ano, la abertura a través de la cual se elimina la materia fecal sólida.

EL INTESTINO DELGADO: LUGAR DEL LA ABSORCIÓN

Es uno de los órganos más extensos del cuerpo humano ya que mide unos siete metros de largo. Es cilíndrico y se repliega sobre sí mismo, lo que permite que quepa en la cavidad abdominal.

Está dividido en tres partes:

- Duodeno.
- Yeyuno.
- Íleon.

En estos segmentos se absorben los diversos nutrientes que se distribuyen por todo el cuerpo a través de la sangre.

Cualquier alteración en el intestino delgado puede producir alteraciones en la absorción. Según la parte afectada se absorberá mal en mayor medida un nutriente u otro.

EL INTESTINO GRUESO

Se conoce también como *colon* y se divide en tres partes al igual que el intestino delgado. La unión entre el delgado y el grueso se realiza a través de la *válvula ileocólica* por la que pasa la materia fecal en estado líquido. Esta materia de desecho se irá solidificando a medida que transcurra por el colon. Las partes en las que se divide el intestino grueso son:

- Colon ascendente o derecho.
- Colon transverso.
- Colon izquierdo o descendente.

El *recto*, última porción del intestino, desemboca en el *ano*, lugar por el que se expulsan las heces o material fecal.

ÓRGANOS SÓLIDOS DEL SISTEMA DIGESTIVO

El hígado y las vías biliares

EL HÍGADO

El hígado es un órgano sólido situado en el hipocondrio derecho, por debajo del pulmón derecho (están separados por el diafragma). Tiene consistencia firme, aunque luego es fácilmente friable.

Su función principal es la de secretar bilis y la de metabolizar diferentes sustancias. Existen muchos fármacos de los que se dice que «tienen metabolismo hepático». Este término se refiera a que, para encontrarse activos y poder realizar su función, necesitan sufrir transformaciones metabólicas en el hígado.

Las sustancias que genera el hígado se recogen en diversos canalículos que desembocan en los conductos hepáticos derechos e izquierdos que se unen en el *conducto hepático común*.

Numerosas enfermedades pueden afectar al hígado.

LA VESÍCULA BILIAR

Es un órgano hueco en forma de pera. Está situada por debajo del hígado y segrega la bilis a través del *conducto cístico*. La unión del conducto cístico con el hepático conforma el *conducto colédoco* que desemboca en el duodeno junto al conducto pancreático.

La afectación de las vías biliares es relativamente frecuente, ya que su obstrucción por cálculos produce el *cólico biliar*, una enfermedad que sufre un gran porcentaje de la población en algún momento de su vida.

El páncreas

El páncreas es un órgano sólido que pertenece al sistema digestivo donde se realiza la producción de numerosas sustancias, como la insulina que es una hormona fundamental para metabolizar la glucosa (el azúcar). El páncreas también produce enzimas que regulan el proceso digestivo.

El conducto que recorre su interior se conoce con el nombre de *conducto de Wirsung* y desemboca en el duodeno. Puede existir otro conducto accesorio. El lugar por donde desemboca en el duodeno se conoce como papila.

El bazo

Es un órgano cuya función no se encuentra dentro de las del aparato digestivo, es un órgano que pertenece al sistema linfoide del organismo, que está relacionado con la inmunidad del individuo. Sin embargo, al encontrarse situado en el abdomen le dedicaremos unas breves palabras.

Se encuentra situado en el hipocondrio izquierdo, por debajo del estómago y junto al ángulo que existe entre la porción transversa del colon y la descendente. Su función con-

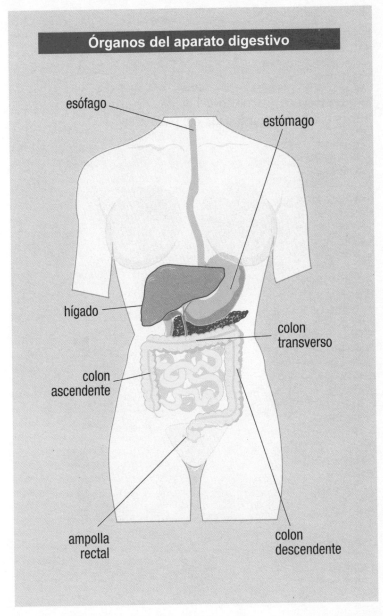

Órganos del aparato digestivo

esófago

estómago

hígado

colon transverso

colon ascendente

ampolla rectal

colon descendente

Relación anatómica de todo el conjunto de los órganos que conforman el aparato digestivo. El páncreas se encuentra situado por detrás del estómago.

siste en aclarar todas las células sanguíneas que presentan alguna anormalidad, como es el caso de los linfocitos tras atacar una infección, o los hematíes que estén parasitados por el parásito del paludismo, etc. Es un órgano que contiene gran cantidad de sangre y que presenta alto riesgo de rotura en accidentes de tráfico o por heridas de arma blanca, lo que puede comprometer la vida del paciente.

RECUERDE

- El aparato digestivo es un sistema anatómico formado por diferentes órganos.

- El tubo digestivo es la parte del aparato digestivo que conduce el bolo alimenticio para digerirlo, absorber los nutrientes y expulsar la materia sobrante (materia fecal). Consta de esófago, estómago, intestino delgado e intestino grueso.

- La digestión es el proceso por el que los alimentos se reducen a sustancias más pequeñas que pueden ser absorbidas y empleadas como nutrientes. La digestión comienza en la boca, gracias a la trituración que realizan los dientes y a la saliva que se produce por las glándulas salivares.

- Las glándulas salivares son fundamentales para la digestión, ya que segregan la saliva que es importante para comenzar la digestión de los alimentos.

- La absorción es el proceso por el cual se pasan los nutrientes obtenidos de los alimentos a la sangre. Se realiza a lo largo de todo el intestino delgado.

- El material no absorbido pasa al intestino grueso a través de la válvula ileocólica y se transforma en las heces, las cuales serán expulsadas por el ano. En paso por la válvula ileocólica es una materia fecal líquida. El agua es absorbida a lo largo del colon.

- El páncreas es un órgano que segrega hormonas para realizar el metabolismo de algunos compuestos como la insulina, una hormona fundamental en el metabolismo de la glucosa. También produce enzimas fundamentales para la regulación de la digestión.

- El bazo no pertenece por su función al aparato digestivo, pero anatómicamente está situado en él.

CUESTIONARIO

1. **¿En qué consiste la digestión de los alimentos?**
   a) En conseguir los nutrientes fundamentales que necesita el cuerpo humano de los alimentos. Para ello, se deben dividir los alimentos en partes más pequeñas, esto se logra con las enzimas digestivas.
   b) En absorber los nutrientes fundamentales procedentes de los alimentos.
   c) En obtener energía procedente de los alimentos.

2. **¿Dónde comienza la digestión?**
   a) En el estómago.
   b) En el esófago.
   c) En la boca.

3. **¿Qué es la absorción?**
   a) Es el paso de la energía obtenida de los alimentos a la sangre.
   b) Es el paso de los nutrientes fundamentales, obtenido de los alimentos, a la sangre a través de la mucosa digestiva.
   c) Es la obtención de calorías de los alimentos.

4. **¿Dónde se produce la absorción?**
   a) En la boca.
   b) En el intestino delgado.
   c) En el estómago.

5. **¿Cuál es el órgano más extenso de todo el organismo?**
   a) El colon.
   b) El páncreas.
   c) El intestino delgado.

6. ¿ Cuál de las siguientes partes pertenece al intestino delgado?
   a) El yeyuno.
   b) El fundus.
   c) El colon transverso.

7. ¿Qué es la insulina?
   a) Una hormona que sirve para metabolizar las grasa.
   b) Una hormona que sirve para metabolizar la glucosa.
   c) Una enzima digestiva.

8. ¿Dónde se encuentra el hígado?
   a) En el hipocondrio izquierdo.
   b) En el epigastrio.
   c) En el hipocondrio derecho.

9. ¿Cuál de los siguientes no es un órgano digestivo?
   a) Estómago.
   b) Hígado.
   c) Bazo.

10. ¿Cuál es la glándula salivar más grande?
    a) La parótida.
    b) La submaxilar.
    c) La sublingual.

11. Señale en el dibujo los siguientes órganos:
    a) Esófago.
    b) Hígado.
    c) Estómago.
    d) Colon ascendente.
    e) Colon transverso.
    f) Colon descendente.

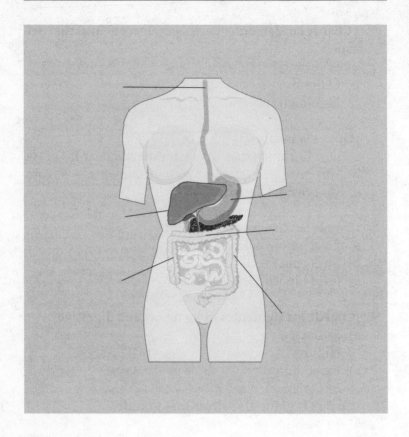

PRUEBAS DIAGNÓSTICAS EMPLEADAS EN LAS ENFERMEDADES DIGESTIVAS

Como en todas las enfermedades, lo más importante es que el paciente explique con exactitud al médico los síntomas y signos que presenta.

Las enfermedades del aparato digestivo son muy amplias y extensas debido a que son muchas y diversas las regiones anatómicas que pueden afectarse (esófago, estómago, intestino delgado y grueso, hígado, vesícula biliar, páncreas y bazo). Según el tipo de afectación existen diferentes pruebas para examinar estos órganos. El examen puede ser directo, observando la zona afectada con:

- **Pruebas de imagen.** Son las pruebas radiológicas.
- **Endoscopia disgestiva.**

O puede realizarse a través de pruebas que confirmen el estado del órgano mediante *pruebas bioquímicas o de análisis.*

PRUEBAS DE EXPLORACIÓN ANATÓMICA DE LOS ÓRGANOS DIGESTIVOS

Estas pruebas comienzan con la *exploración física* que realiza el médico al paciente. El médico siempre inspecciona la zona, la *ausculta* (en el abdomen se escuchan los ruidos que realiza el intestino con su motilidad); la *palpa*, y a través de la palpación define la zona del dolor, si encuentra masas o datos anormales. En la exploración abdominal el médico frecuentemente *percute* el abdomen, notando las zonas de diferente densidad y consistencia.

A continuación, con estos datos y los de la historia clínica, el médico determinará la prueba que precisa para llegar al diagnóstico.

ESTUDIOS RADIOLÓGICOS

Las pruebas radiológicas que se emplean para ver el tracto digestivo son:

- **Radiografía simple de abdomen:** se realiza una radiografía normal del abdomen donde se puede observar la distribución de aire, si existe alguna masa o alteración de la estructura anatómica o si existen cálculos (en el trayecto de los uréteres que comunican el riñón con la vejiga, o en la vesícula biliar). Si se produce una obstrucción de abdomen se observa alteración en la distribución del aire. Si se ha producido una perforación, observamos aire suelto que se localiza en zonas donde en condiciones normales nunca lo encontraríamos.

- **Radiografía de abdomen con contraste de bario:** el bario que se toma el paciente rellena el interior del tubo digestivo. Esto nos permite ver cómo es el trayecto interno. Si hay alteraciones en la mucosa o una masa se observa gracias a este contraste; sin embargo, cada vez se emplea menos porque se ha extendido la práctica de la *endoscopia*. Esta prueba consiste en visualizar el interior del tubo digestivo del paciente con un tubo que lleva una cámara en el extremo con una luz. Además podemos tomar muestras directas de la mucosa que se analizarán en los diferentes laboratorios de microbiología (para objetivar infecciones) o de anatomía patológica (que nos indica la estructura y los posibles cambios que se han producido en las células) dándonos el diagnóstico.

- **Ecografía:** es una prueba con la que observamos las estructuras anatómicas a través de las señales recogidas por un aparato que emite sonidos (el ecógrafo). El rebote del sonido se traduce en imágenes. Es una prueba que debe ser realizada por expertos, ya que si se hace con precisión da una información fundamental. Para el paciente es completamente inocua ya que no produce molestias (como sí sucede con la endoscopia) y no necesita ingerir ninguna sustancia (como el bario). Se emplea para objetivar la vesícula biliar, el hígado, el bazo, el páncreas, ambos riñones, etc.

ESTUDIOS ENDOSCÓPICOS

Como ya hemos explicado anteriormente, la endoscopia consiste en introducir un tubo con una cámara y con luz en su extremo por el tracto digestivo del paciente. Según el lugar por donde se introduzca el endoscopio se divide la endoscopia en:

- **Endoscopia digestiva alta:** el endoscopio se puede introducir por el esófago y se observa éste, el estómago y el intestino delgado. Normalmente, si se pretende objetivar el estado del estómago se denomina *gastroscopia* y cuando se pretende revisar todo, *panendoscopia*.
- **Endoscopia digestiva baja:** también podemos estudiar el colon introduciendo el endoscopio por el ano y observar todo el intestino grueso.

Ventajas de la endoscopia digestiva

La endoscopia digestiva permite:

- Observar directamente las lesiones que se presentan en la mucosa.
- Tomar muestras, biopsia, para analizar. En el servicio de microbiología nos pueden informar de la presencia de bacterias, virus o parásitos (por ejemplo si hay o no *Helicobacter pylori* en el estómago o en el duodeno, bacteria relacionada con la producción de úlcera péptica). El servicio de anatomía patológica nos da el resultado de la lesión y así sabemos si se trata de un proceso canceroso, si es una enfermedad inflamatoria intestinal, etc.
- Tratar las lesiones. Con la endoscopia se pueden tratar varices que estén sangrando y que suelen comprometer

la vida del paciente, o el médico que la realice podrá resecar pólipos que aparezcan a cualquier nivel del intestino. Esto nos permite tratarlos y, además, analizarlos.

Desventajas de la endoscopia

El principal problema que presenta la endoscopia es la molestia para el paciente. Actualmente se puede realizar una sedación suave que disminuye dichas molestias. En caso de que le tengan que realizar una endoscopia, su médico deberá informarle con exactitud en qué consiste y los síntomas que puede sentir. Cualquier duda o miedo que le preocupe háblelo con su médico.

OTRAS PRUEBAS REALIZADAS EN EL APARATO DIGESTIVO PARA EL DIAGNÓSTICO DE SUS ENFERMEDADES

- **Estudios manométricos:** podemos realizar estudios de la presión que existe en el interior del esófago. Para que se propulse el bolo alimenticio, el esófago y el intestino presentan unos movimientos (peristaltismo) que van logrando que el alimento progrese. Existen ciertos trastornos que producen molestias por la anomalía de estos movimientos, éstos se pueden llegar a diagnosticar mediante la *manometría* (medimos la presión que existe en el interior del esófago y objetivamos si es o no correcta, si está o no aumentada o si surgen ondas anómalas).

- **Colangiopancreatografía endoscópica retrógrada:** conocida como CPRE. Consiste en llegar mediante endoscopia digestiva alta a la segunda porción del duodeno donde se encuentra el orificio de salida de los conductos de la vesícula biliar, hígado y páncreas (es la papila mayor del duodeno). Una vez que es posible alcanzarlo, se puede introducir contraste por él, así se rellenan estos canalículos y mediante una radiografía simultánea podemos observar su anatomía y si existen alteraciones. La CPRE puede resultar terapéutica. Cuando hay piedras en la vesícula biliar y en *el colédoco* (conducto que desemboca en el duodeno y que recoge las secreciones del hígado y de la vesícula biliar), al abrir la papila mayor del duodeno, las piedras pueden drenar y resolverse el cuadro.

ESTUDIOS ANALÍTICOS

El laboratorio nos da a través del estudio de la sangre mucha información del funcionamiento de los diferentes órganos que conforman el aparato digestivo.

—**Estudio del hígado:** determinadas enzimas determinan la actividad del hígado. Estas enzimas se dividen en dos:
  - **Transaminasas:** nos indican cómo funcionan los hepatocitos, las células del hígado.
  - **Enzimas de coléstasis:** estas enzimas se alteran cuando lo que está afectado no es la función del hepatocito, sino del sistema de drenaje de las sustancias del hígado y de la vesícula biliar.

—**Estudio general: hemograma y bioquímica:** las células de la sangre se alteran frente al sangrado (y si éste es muy profuso se produce anemia), frente a la infección (en este caso aumentan los leucocitos), y si existen pérdidas de líquido se alteran los electrolitos que hay en el plasma.

RECUERDE

● Si tiene algún tipo de molestia digestiva siempre debe consultar con su médico.

● Con el médico debe tener absoluta confianza y tratar de precisar con la mayor exactitud posible cómo, cuándo y dónde le aparece la alteración. En muchas ocasiones, datos que pueden parecer insignificantes son muy importantes para llegar al diagnóstico del modo más precoz posible.

● Su médico le realizará una exploración física para determinar y precisar la causa de su afección.

● Existen numerosas pruebas para determinar la causa de su enfermedad. Su médico se las irá explicando debidamente. Si tiene alguna duda pregúntele a su médico con confianza.

CUESTIONARIO

1. **¿Qué es lo más importante para el médico para evaluar el aparato digestivo?**
   a) Realizar un análisis.
   b) Realizar una ecografía.
   c) Realizar una buena exploración física y una adecuada historia clínica.

2. **¿Cuál es el síntoma más frecuente de las enfermedades digestivas?**
   a) El dolor.
   b) Los vómitos.
   c) Las náuseas.

3. **¿Cómo podemos evaluar una alteración en el tránsito intestinal?**
   a) Con un análisis.
   b) Con una radiografía simple de abdomen.
   c) Con cualquiera de las dos anteriores, pero la radiografía simple es de gran utilidad porque nos muestra si existe obstrucción o alteración anatómica en algún punto de las regiones del tubo digestivo.

4. **¿Para qué se realiza la radiografía con tránsito de bario?**
   a) Para observar el hígado.
   b) Para objetivar el interior del tubo digestivo.
   c) Para visualizar el páncreas.

5. **¿Cuál es el principio físico de la ecografía abdominal?**
   a) La visualización de las imágenes anatómicas gracias al sonido.
   b) La radiación.
   c) La luz.

6. **¿Cuáles son las enzimas hepáticas que pueden ser analizadas?**
   a) Las enzimas de absorción.
   b) Las transaminasas y las enzimas de coléstasis.
   c) Las enzimas digestivas.

7. **¿Para qué sirve la endoscopia digestiva?**
   a) Para observar la mucosa del tubo digestivo.
   b) Para tomar biopsia de la mucosa del tubo digestivo.
   c) Ambas son correctas.

8. **¿En qué consiste la endoscopia digestiva?**
   a) En introducir una goma al paciente que lleva en un extremo una cámara y una luz y que nos permite visualizar el interior del tubo digestivo.
   b) En realizar una exploración anatómica mediante rayos X.
   c) En realizar una exploración anatómica de los órganos sólidos del sistema digestivo.

9. **¿Cuántos tipos de endoscopias existen?**
   a) Anterior y posterior.
   b) Alta y baja.
   c) Superior e inferior.

10. **¿Cuál de las siguientes es una aplicación de la endoscopia digestiva?**
   a) Puede servir para saber la causa de malabsorción.
   b) Puede ser terapéutica.
   c) Ambas respuestas son correctas.

LA BOCA: PRIMER PASO EN LA DIGESTIÓN

La primera fase de la digestión empieza en la boca, con la masticación y la salivación. Ambos procesos comienzan a digerir los alimentos. La saliva presenta fermentos que permiten dividir los alimentos en moléculas más pequeñas que atravesarán la mucosa digestiva.

DIENTES: LA HIGIENE BUCAL

En el ser humano los dientes se desarrollan en los primeros meses de vida y se conocen como *dientes de leche*. Algunos niños nacen con algún diente. Estas piezas caen posteriormente durante la infancia para dar paso a los dientes del adultos. En el adulto se desarrollará el tercer molar o *muela del juicio*. En la infancia, por regla general, la aparición de los dientes suele obedecer al siguiente orden:

- **Incisivos inferiores:** entre los 5 y los 12 meses.
- **Incisivos superiores:** entre los 7 y los 10 meses.
- **Laterales superiores e inferiores:** entre los 9 y los 12 meses.
- **Primeros molares superiores e inferiores:** entre los 12 y los 18 meses.
- **Caninos superiores e inferiores:** entre los 18 y los 24 meses.
- **Segundos molares inferiores y superiores:** entre los 24 y los 30 meses.

El *diente* se compone de diferentes estructuras anatómicas. La *corona* es la parte del diente que observamos y que está recubierta por una fina capa de *esmalte*. El esmalte recubre la *dentina* que es en realidad un tejido duro que forma el diente. Desde el centro del diente surge el *nervio* que se extiende por toda la pieza a través de los túbulos dentinatarios. Por este motivo la pérdida del esmalte produce dolor, ya que este nervio se encuentre casi en la superficie.

La raíz es la parte que se introduce en la encía y se une al hueso por el ligamento periodontal que está inervado por nervios lo que confiere al diente una gran sensibilidad para percibirla presión o fuerza. Es un mecanismo de defensa que permite regular la intensidad con la que se contrae la musculatura para la masticación.

Los dientes en el adulto se dividen en:

- **Incisivos superiores e inferiores.**
- **Caninos superiores e inferiores.**
- **Premolares.**
- **Molares.** Los últimos molares, conocidos como *las muelas del juicio,* tienden a desaparecer y ya hay personas que no los presentan. Las muelas del juicio se desarrollan en la edad adulta y suelen ser uno de los motivos de consulta más habituales a los odontólogos. En su crecimiento se producen infecciones e inflamaciones que obligan a mantener un tratamiento médico. En muchas ocasiones el dentista recomienda que la pieza sea extraída.

La mala higiene bucal puede producir en los dientes el cúmulo de la placa bacteriana que puede llegar a producir **caries.** Las caries producen el deterioro de la capa superficial del diente y puede llegar hasta planos más profundos, afectando al nervio y produciendo un gran dolor. Si la caries no se remedia a tiempo puede obligar a extraer la pieza.

Encías

Los dientes se sitúan sobre las **encías.** La higiene dental es muy importante tanto para las piezas dentarias como para las encías. Las enfermedades que surgen en las encías son:

- **Gingivitis:** inflamación de las encías por cúmulo de la placa bacteriana.
- **Piorrea:** inflamación de la encía donde existe mayor nivel de infección puede aparecer pus.

Ambas enfermedades requieren la intervención del odontólogo y son muy molestas y dolorosas.

Higiene bucal

La educación de la higiene bucal es fundamental y debe inculcarse desde la infancia. Sin embargo, no es algo exclusivo de los niños y muchos adultos no conocen bien cómo debe ser una buena higiene bucal. Nunca es tarde para aprenderlo.

EL CEPILLADO

El cepillado de las piezas dentales debe realizarse varias veces al día y de un modo cuidadoso y meticuloso. Con él se pretende eliminar la placa supragingival.

Para un buen cepillado es necesario:

- El mango del cepillo debe ser adecuado para la edad del paciente.
- El tamaño de la cabeza debe ser adecuado para la boca del sujeto.
- Los filamentos deben ser lo suficientemente gruesos y fuertes como para cepillar correctamente pero no demasiado, ya que un cepillado agresivo puede dañar las encías.
- Las cerdas del cepillo deben penetrar en todas las áreas para eliminar la placa bactriana de todos los rincones.

Métodos de cepillado

El cepillado debe ser eficaz pero nunca agresivo. Se pueden producir lesiones graves en las encías por un cepillado agresivo.

Existen diferentes formas de conseguir un cepillado adecuado. Los métodos más frecuentes son:

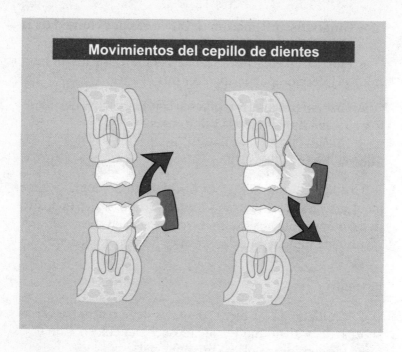

Movimientos del cepillo de dientes

Movimientos del cepillo de dientes durante el cepillado. El diente debe limpiarse uno a uno desde el cuello. La presión sobre la encía no debe ser excesiva porque entonces podemos dañarla.

- **Cepillado horizontal**: es el más empleado por la mayoría de las personas. La cabeza del cepillo se coloca en un ángulo de 90° y de modo intuitivo se aplican movimientos horizontales.
- **Cepillado vertical**: la cabeza se sitúa en un ángulo de 90° y se realizan movimientos verticales.
- **Técnica vibratoria**: se coloca el cepillo en dirección oblicua a la superficie dentaria con las cerdas dirigidas hacia la encía. Se coloca el cepillo, se ejerce una ligera presión y con el movimiento vibratorio se mantiene un rato sobre la misma zona.
- **Técnica rotatoria**: es similar a la anterior pero se añade un movimiento rotatorio.

PRODUCTOS COMPLEMENTARIOS PARA ELIMINAR LA PLACA BACTERIANA

El uso de *enjuagues* es importante para ayudar en la eliminación de la placa bacteriana. Con el *hilo dental* se pueden sacar los restos de alimentos que quedan entre los dientes. Se deben realizar revisiones rutinarias cada seis meses para evitar los problemas que cuando surgen son molestos, desagradables y poco económicos.

El flúor produce un endurecimiento del esmalte del diente. Las cantidades normales de flúor se logran gracias al agua fluorada y se puede mejorar usando dentríficos con flúor.

En nuestro país la asistencia pública del aparato bucodental es muy limitada. Para atender la mayoría de los procesos debe recurrirse a la asistencia de los odontólogos privados, lo que no resulta económico ya que la función y técnicas que realizan son complejas.

CONSEJOS PARA UNA CORRECTA HIGIENE DENTARIA

Cuide sus dientes

Para ello es fundamental realizar un cepillado y uso de técnicas complementarias para erradicar la placa bacteriana. Deberá acudir al dentista regularmente para revisiones.

Los niños

En el nacimiento, los dientes se encuentran situados debajo de las encías. Van apareciendo en los primeros meses de vida y se conocen como *dientes de leche*. Desde la infancia se debe realizar una buena higiene dental para educar al niño y porque las piezas dentarias son fundamentales para tener una buena salud y una buena calidad de vida.

A los niños se les debe enseñar a:

- Lavarse los dientes de leche todos los días. Deben emplear cepillos de dientes para niños. Consulte a su dentista cuál es el más adecuado.

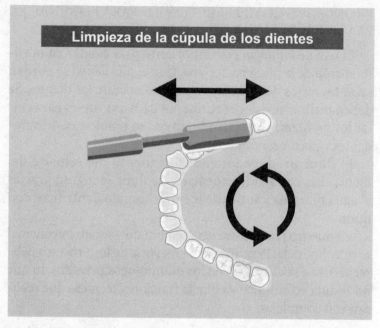

Limpieza de la cúpula de los dientes

Movimiento horizontal y rotatorio en la limpieza de la cúpula de los dientes. El cepillado deberá complementarse con otros productos como la seda dental y los enjuagues bucales para eliminar la flora bacteriana de todos los rincones de las piezas dentarias. Consulte con su odontólogo. Nunca es tarde para conocer el mejor modo de mantener su higiene dental.

- No permita que los niños se duerman con el biberón, con caramelos o dulces en la boca. Esto promueve la aparición de la placa dentaria que es la responsable de la aparición de las caries.
- No acostumbre a los niños a comer azúcar en exceso. Evite las gominolas y otros productos dulces. El azúcar produce alteraciones en los dientes. Un uso habitual del azúcar provoca una mayor probabilidad de tener alteraciones bucales.
- Enséñele la importancia del lavado de dientes.
- Lleve a los niños al dentista desde la aparición de la primera dentadura.

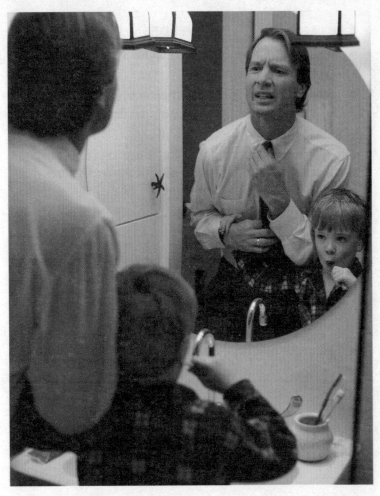

Es muy importante enseñar a los niños una correcta higiene dental. Con esto les aseguramos una excelente salud y una buena calidad de vida ya que las piezas dentales pueden producir muchos trastornos. Un buen sistema es que les resulte un juego y una responsabilidad, lo que les hará sentirse adultos e independientes.

- Consulte cuáles son los medicamentos que producen alteraciones en los dientes. No les medique sin consultar al médico.

RECUERDE

● Los hábitos de higiene dental deben comenzar desde la infancia.

● Estos hábitos implican la enseñanza del cepillado y el uso de otros productos como el hilo dental y los enjuagues bucales.

● Una buena alimentación es fundamental para la higiene dental. No acostumbre a los niños a tomar azúcares que son perjudiciales para los dientes y encías.

● Debe visitar al dentista para revisión al menos una vez al año. Acostumbre a los niños a hacerlo.

CUESTIONARIO

1. ¿Los niños nacen con dientes?
   a) No.
   b) Sí, con la dentadura completa.
   c) No son visibles en la mayoría de los casos, pero se encuentran por debajo de las encías.

2. ¿Cómo se llaman los primeros dientes que salen?
   a) Dientes de miel.
   b) Dientes de leche.
   c) Dientes de azúcar.

3. ¿Cuándo aparece en primer diente?
   a) Aproximadamente hacia los seis meses.
   b) Al año de vida.
   c) Las dos son correctas porque en cada persona aparecen en distinto momento. Se establece un período entre los cuatro meses y el año.

4. ¿Cómo debe ser el cepillo dental?
   a) Lo más grande posible.
   b) El que tenga las cerdas más duras.
   c) Debe estar proporcionado al tamaño de la boca y dientes de las personas y las cerdas no deben ser ni muy duras ni muy blandas.

5. ¿Se debe ir al dentista aunque no existan molestias?
   a) Sí, al menos una vez al año para revisión.
   b) No, si no hay molestias no es necesario.
   c) Cada tres meses aunque no existan problemas.

6. ¿Qué son las muelas del juicio?
   a) Los terceros molares.
   b) Los incisivos.
   c) Los caninos.

7. ¿Para qué sirve el flúor?
   a) Para endurecer las encías.
   b) Para endurecer el esmalte.
   c) Para limpiar la placa bacteriana.

8. ¿Qué produce la gingivitis?
   a) El cepillado agresivo.
   b) El flúor.
   c) La placa bacteriana.

9. ¿Existen caries en los dientes de leche?
   a) No. Son sólo una afectación del diente adulto.
   b) Sí, pueden afectarse igual que los del adulto.
   c) No en los incisivos, pero sí en los molares.

10. ¿Cuál de las siguientes no es una parte del diente?
   a) La corona.
   b) El asa.
   c) La raíz.

EL ESÓFAGO:
EL PASO HACIA EL ESTÓMAGO

El esófago forma parte del tubo digestivo y, por tanto, es un tubo hueco que transporta el bolo alimenticio desde la faringe hasta el estómago. El esófago está localizado justo detrás de la tráquea. En el adulto, el esófago mide aproximadamente 25 cm de largo y tiene una longitud media de entre 20 y 27 cm. En el adulto normal, el esófago posee un calibre de aproximadamente 18 mm en su punto más estrecho.

El esófago presenta movimientos activos, las paredes musculares del esófago se contraen para empujar la comida hacia abajo, facilitando que llegue al estómago. Para que este tránsito resulte más sencillo, el esófago presenta unas glándulas que segregan moco, lo que facilita el tránsito del bolo alimenticio. Al igual que el resto del tubo digestivo, el esófago consta de diferentes capas:

- **La mucosa:** es la capa interna del esófago. La mucosa se divide a su vez en dos partes: las *células escamosas* que están en contacto directo con la superficie. La *lámina propia* situada por debajo.
- **La muscular de la mucosa:** (*muscularis mucosae*) es una capa de tejido muscular que se sitúa justo por debajo de la mucosa.
- **La submucosa:** aquí es donde se encuentran las glándulas secretoras de moco .
- **La muscular propia:** (*muscularis propria*) es la línea situada debajo de la submucosa. Esta capa muscular es la que produce los movimientos de forma rítmica y coordinada para conseguir que el bolo alimenticio transcurra a través del esófago desde la faringe hacia el estómago.
- **La adventicia:** es la capa más lejana del esófago formada por tejido conectivo.

El esófago presenta las siguientes partes anatómicas:

- **El esfínter esofágico superior (E.E.S.):** es un músculo que se encuentra en la parte superior del esófago y que se relaja para permitir su apertura logrando que pase la comida o el líquido.
- **El esfínter esofágico inferior (E.E.I.):** comunica el esófago con el estómago y controla el paso de la comida desde el esófago hacia el estómago. Como el estómago segrega sustancias ácidas para la digestión, el esfínter esofágico inferior preserva al esófago de dichas sustancias que pueden dañarlo seriamente. Existen alimentos que disminuyen la presión del esfínter esofágico inferior: el café, las, grasas, el chocolate, etc. El tabaco también disminuye la presión de este músculo.

Los trastornos del esófago están en relación con las alteraciones de la mucosa y con los movimientos que presenta para lograr que el bolo alimenticio progrese hacia el estómago.

AFECTACIONES DEL ESÓFAGO

Odinofagia y disfagia: problemas de la deglución

La *odinofagia* es el término científico que se emplea para describir la deglución dolorosa. Las causas fundamentales de odinofagia son las infecciones (debidas a hongos como la *Cándida* o a virus como el citomegalovirus). Otras causas son la perforación del esófago, los tumores (de características benignas como los lipomas o cancerígenas) que disminuyen el canal de paso de los alimentos produciendo dolor y la úlcera péptica de esófago.

Es un dolor que suele ser constante e intenso, aunque se intensifica con el paso de los alimentos.

El término *disfagia* se refiere a dificultad en la deglución con o sin dolor.

Trastornos de la motilidad del esófago

Como ya hemos comentado anteriormente, el esófago produce contracciones que generan unas ondas que permiten que progrese el bolo alimenticio hacia el estómago. Estas ondas suelen ser imperceptibles para el hombre. Sin embargo, existen trastornos en los que se producen espasmos u ondas de mayor intensidad que provocan sintomatología.

- **Espasmo esofágico difuso:** se producen espasmos esofágicos difusos con la deglución o estando el paciente en reposo. Se generan múltiples contracciones, intensas y prolongadas. El enfermo siente dolor torácico difuso y/o disfagia que puede irradiarse hacia la mandíbula o hacia la espalda. El tratamiento no suele ser excesivamente eficaz. Se prescriben diferentes tipos de fármacos sin que ninguno de ellos logre gran éxito. Es importante que el médico tranquilice al paciente, incluso en ocasiones en las que los síntomas están muy exacerbados puede ser necesario sedar al enfermo.

- **La achalasia:** es el término con el que se designa a las contracciones excesivas del esfínter esofágico inferior que no se relaja adecuadamente, por lo que además se generan alteraciones motoras en todo el cuerpo del esófago. Afecta a ambos sexos en todas las edades. El dolor es muy intenso y existen ciertas complicaciones como las aspiraciones pulmonares por la retención en el esófago de alimentos y saliva. El tratamiento acaba pasando por la cirugía en numerosas ocasiones.

La regurgitación

Es la aparición, de manera espontánea, de contenido gástrico o esofágico en la boca sin ningún esfuerzo y sin ninguna sintomatología. Las causas que pueden producir regurgitación son:

- La obstrucción esofágica distal.

- La achalasia.
- Los divertículos.

Lo más importante es encontrar la causa que produce la regurgitación y tratarla.

Reflujo gastroesofágico

Es una enfermedad que consiste en la alteración de la mucosa esofágica con síntoma de malestar (como si estuvieran quemándonos). Se produce por el paso del contenido gástrico desde el estómago hacia el esófago. Es una enfermedad común y que aumenta con la edad de las personas. La causa viene determinada por la disminución de la presión del esfínter esofágico inferior, que no logra controlar este paso. En la hernia de hiato uno de los síntomas más frecuentes es el reflujo gastroesofágico.

MEDIDAS QUE SE PUEDEN ADOPTAR CONTRA EL REFLUJO GASTROESOFÁGICO

- Evite el sobrepeso.
- Debe dejar de fumar.
- Evite la ropa ajustada que aumenta la presión intra-abdominal y facilita el paso del contenido gástrico al estómago.
- No mantenga el tronco flexionado hacia abajo durante tiempos prolongados.
- Realice comidas ligeras y habituales en vez de una comida muy copiosa.
- Evite comidas y bebidas que le reagudicen los síntomas del reflujo gastroesofágico: cítricos, zumos de fruta, bebidas con gas, bebidas alcohólicas, chocolate, grasas, café y menta. Estas sustancias disminuyen la presión del esfínter esofágico inferior.
- Evite el estreñimiento. Consuma fibra.
- No se acueste inmediatamente después de cenar. No coma en posición horizontal. Debemos facilitar el tránsito del bolo alimenticio hacia el intestino con la posición vertical.

- Si padece reflujo gastroesofágico, eleve la cabecera de la cama más de 20 cm. Esto puede hacerlo colocando calzas sobre las patas de las camas que se encuentran donde la cabecera.
- Consulte con su médico los síntomas que presenta y siga las indicaciones que le realice. Si le pauta un tratamiento médico, sígalo.

Dispepsia

El término dispepsia es un concepto inespecífico que se refiere a dolor o molestias situadas en la parte superior del abdomen, principalmente en el epigastrio. En algunas ocasiones no se descubre la causa de los síntomas.

El síntoma principal es el *dolor* que puede acompañarse de otros como las náuseas, la distensión abdominal, flatulencia y meteorismo, sensación quemante hacia la parte superior del esófago conocida como pirosis, acidez gástrica, eructos, regurgitaciones y vómitos. En las pruebas que se realizan al enfermo no se encuentran alteraciones anatómicas ni analíticas, en un alto porcentaje de pacientes todas las pruebas son normales. No se encuentran lesiones en la mucosa, ni úlceras, ni signos de reflujo gastroesofágico. Sin embargo, el paciente percibe estos síntomas que disminuyen en gran medida su calidad de vida. Esto se conoce como dispepsia funcional.

¿QUÉ PRODUCE LA DISPEPSIA?

No se conoce con exactitud la causa que produce que el paciente perciba síntomas característicos de ciertas enfermedades digestivas sin que se encuentre una causa anatómica. No se ha demostrado que los factores alimentarios tengan relación, ni que el productor de esta sintomatología sea el *Helicobacter pylori*, por lo que la erradicación de este microorganismo no está recomendada. Otra teoría es la de que el paciente con dispepsia presente un umbral para el dolor más bajo, al igual que se piensa en el síndrome del intestino irritable. A pesar de todas estas teorías, no hay ninguna concluyente que explique la dispepsia.

DIAGNÓSTICO DIFERENCIAL

Antes de diagnosticar a un enfermo de dispepsia no ulcerosa se deben descartar el resto de las enfermedades que pueden producir estos síntomas.

Para ello suele ser necesario realizar estudios de imagen (con radiografía de abdomen), e incluso en numerosas ocasiones es necesario realizar una endoscopia.

¿CUÁL ES SU TRATAMIENTO?

El tratamiento de la dispepsia comienza por el tratamiento de la causa. Si se trata de una dispepsia en la que no se encuentra la causa será necesario realizar un tratamiento poco dirigido. Se han probado numerosas fórmulas, como la de administrar al paciente fármacos que disminuyan la secreción ácida o fármacos que aumentan la motilidad intestinal para favorecer el tránsito intestinal. En algunas ocasiones, el médico puede tomar la decisión de erradicar el *Helicobacter pylori*, aunque no hay datos que demuestren que esto puede ser eficaz. Con estas medidas algunos pacientes evolucionan favorablemente y otros no.

RECOMENDACIONES PARA EL PACIENTE CON DISPEPSIA

- Siempre se deben realizar las pruebas que descartan otras enfermedades digestivas antes de diagnosticar a un paciente de dispepsia.
- El paciente que sufre los síntomas de dispepsia suele notar cómo ciertos hábitos le favorecen o le perjudican. No existen reglas estrictas ni generalizadas. Cada uno deberá ir adaptando sus costumbres para evitar aquellos hábitos que le resulten perjudiciales.
- Si no le queda claro, no dude en consultar y preguntar todo lo que necesite a su médico. En muchas ocasiones resulta frustrante no encontrar ningún remedio para la sintomatología que presentamos.

Cáncer de esofago

¿QUÉ ES EL CÁNCER DE ESÓFAGO?

El cáncer de esófago no es un cáncer muy frecuente pero sí es muy agresivo. El enfermo con cáncer esofágico suele ser varón con más de cincuenta años.

Los factores de riesgo relacionados con el cáncer de esófago son:

- Consumo elevado de alcohol.
- Edad: suele aparecer normalmente en pacientes mayores de sesenta años.
- Sexo: es más frecuente en el sexo masculino.
- Consumo de tabaco.
- Ingesta de sustancias potencialmente cancerígenas: nitratos, opiáceos fumados, toxina de hongos procedentes de frutas, hortalizas o verduras.
- Lesión de la mucosa por agentes físicos: alimentos excesivamente calientes, lejía, radiación por radioterapia, etc
- Propensión personal del paciente: existen ciertas enfermedades que predisponen a la aparición del cáncer de esófago.
- Reflujo gastroesofágico crónico: que produce cambios en la mucosa del esófago, primero genera la esofagitis por reflujo generando el conocido *esófago de Barret* que degenera en cáncer de esófago.

Existen dos tipos de cáncer esofágico: el *carcinoma de células escamosas* y el *adenocarcinoma*. El primero aparece en las células que revisten el esófago y puede aparecer en cualquier parte del organismo que presente este tipo de células. El segundo tipo común de cáncer esofágico, el adenocarcinoma, aparece en el epitelio glandular. En unas condiciones normales este epitelio no suele recubrir el esófago. Por esto, para que se desarrolle un adenocarcinoma debe existir un reemplazo del epitelio escamoso por epitelio glandular, esto sucede en el esófago de Barrett.

¿CUÁLES SON SUS SÍNTOMAS?

Uno de los problemas principales del cáncer de esófago es que no da síntomas hasta que la enfermedad no está muy avanzada.

Tanto el tamaño del cáncer como la ocupación que va realizando el crecimiento tumoral es lo que produce los principales síntomas:

- Aparece disfagia (una dificultad o dolor para tragar).

- Pérdida de peso importante: la pérdida de peso en poco tiempo sin que el enfermo modifique sus hábitos (sin disminuir la ingesta, sin realizar ejercicio, etc.) es un síntoma importante en la mayoría de los cánceres. Esto no quiere decir que siempre que se adelgace se tenga un cáncer o que el hecho de no perder peso descarte la existencia de una neoplasia subyacente.

- Dolor en la garganta o cuello, detrás del esternón o entre las escápulas.

- Carraspeo o tos crónica.

- Vómitos.

- Tos con eliminación de sangre.

Sin embargo, ninguno de estos síntomas es específico del cáncer de esófago. Será el médico el que con la clínica y las pruebas complementarias llegue al diagnóstico de cáncer de esófago.

¿CÓMO SE DIAGNOSTICA?

Cuando el médico detecta que el paciente puede tener un cáncer de esófago, realizará una historia clínica exhaustiva y una exploración física meticulosa. Posteriormente pedirá ciertas pruebas complementarias como:

- **El tránsito esofágico con bario (esofagograma):** consiste en realizar una radiografía de esófago con tránsito de bario. Esto nos permite observar la anatomía del esófago gracias a que el bario recubre la pared interna del esófago y no modifica el resultado de la radiografía.

- **Endoscopia digestiva alta (esofagoscopia):** se introduce el endoscopio por la garganta del enfermo y se observa la pared del esófago. Se puede utilizar algún anestésico local durante el procedimiento para que resulte menos molesto para la persona. Cuando se llega a una zona en la que macroscópicamente se observa alguna alteración, el médico toma biopsia que puede analizarse en el laboratorio, que será el que nos dé el diagnóstico definitivo.

GRADOS DE LA ENFERMEDAD. ESTADIOS DEL CÁNCER DE ESÓFAGO

Al igual que en el resto de las neoplasias del cuerpo humano, podemos comprobar diferentes estadios en el cáncer de esófago. Esto depende de:

- El tamaño de la neoplasia.
- La extensión local que tiene el cáncer.
- Si existe afectación de los ganglios locales.
- Si aparecen metástasis en algún otro órgano del cuerpo humano.

El estudio del estadiaje es un procedimiento meticuloso y riguroso ya que estos datos serán fundamentales para el tratamiento y para el pronóstico de la enfermedad.

ESTADIOS DEL CÁNCER DE ESÓFAGO

Estadio I: el cáncer se encuentra exclusivamente en las células superficiales que recubren el esófago. Es decir, que el cáncer se encuentra localizado y no se ha extendido por ninguna región del organismo.

Estadio II: el cáncer ya no se encuentra localizado y están afectadas capas más profundas del esófago o se extiende a los nódulos linfáticos cercanos. Sin embargo el resto del cuerpo está preservado.

Estadio III: aún no se ha diseminado a otras partes del organismo pero ya está afectada la pared del esófago o ha escapado a otros tejidos o nódulos linfáticos próximos al esófago.

Estadio IV: el cáncer se ha extendido a otras partes del organismo. Las partes afectadas más frecuentes son: el hígado, pulmones, cerebro y esqueleto.

El estadiaje se logra conocer gracias a pruebas complementarias como:

- **Tomografía axial computerizada (TAC) o escáner:** es una prueba radiológica de imagen que permite observar la anatomía del cuerpo humano con una gran exactitud.
- **Gammagrafía ósea:** consiste en objetivar si en los huesos existen zonas que están afectadas por metástasis. Para ello se inyecta una sustancia radioactiva por el torrente sanguíneo y se deposita en la zona afectada de los huesos.
- **Broncoscopía:** se introduce un broncoscopio a través de la boca o nariz hacia la tráquea para observar el interior de los bronquios pulmonares. El pulmón es uno de los órganos que más se afecta por las metástasis del cáncer de esófago.

TRATAMIENTO DEL CÁNCER DE ESÓFAGO

Es un cáncer con un pronóstico poco esperanzador. El tratamiento curativo del cáncer de esófago es la cirugía, pero sólo suele ser posible en el 40 por 100 de los casos. Para poder realizar esta cirugía es necesario que el tumor no sea excesivamente extenso y que la salud general del paciente permita soportar una intervención quirúrgica de estas características. En algunas ocasiones, cuando el cáncer está muy extendido, se realiza una cirugía no curativa, pero que permite mejorar la calidad de vida del enfermo. Así se puede introducir un dispositivo que permita que no se obstruya la luz del esófago por el aumento del tumor.

Existen otros tratamientos para la curación del cáncer de esófago:

- **La radioterapia:** en el cáncer de esófago consigue resultados similares a la cirugía radical y ahorra los riesgos de esta última. Es muy importante cuando aparecen síntomas de obstrucción.
- **La quimioterapia:** no es curativa por sí sola. Hay estudios que demuestran que disminuye el tamaño de la masa tumoral. La quimioterapia es un tratamiento agresivo que conlleva la aparición de efectos secundarios muy duros de soportar para el paciente.

RECUERDE

- El esófago pertenece al aparato digestivo y conforma lo que conocemos como tubo digestivo.

- La odinofagia es el dolor que se produce durante la deglución.

- La disfagia es la dificultad para deglutir.

- Existen alteraciones de la motilidad del esófago porque las ondas que se producen para facilitar que el bolo alimenticio llegue hasta el estómago son demasiado fuertes y no coordinadas produciendo gran sintomatología.

- El reflujo gastroesofágico produce sensación de ardor o pirosis.

- El reflujo gastroesofágico se produce por el paso del contenido del estómago hacia el esófago.

- Si el reflujo gastroesofágico es persistente se pueden producir cambios en el epitilio que pueden degenerar en un cáncer.

- El cáncer de esófago no es de buen pronóstico.

- El problema es que no produce síntomas hasta que no está muy avanzado el proceso tumoral.

- El tratamiento pasa por la cirugía y la radioterapia.

- La dispepsia es el conjunto de síntomas del aparato digestivo superior inespecíficas que presenta un paciente.

CUESTIONARIO

1. **¿Cuál de las siguientes no es una capa de la pared del esófago?**
   a) Muscular.
   b) Mucosa.
   c) Las dos son capas de la pared esofágica.

2. **¿Cómo se llama la parte del esófago que permite o impide el paso del bolo alimenticio al estómago?**
   a) Esfínter esofágico superior.
   b) Esfínter esofágico inferior.
   c) Píloro.

3. **¿Cómo se llaman las contracciones que se producen en el esófago de un modo desordenado y con gran intensidad?**
   a) Espasmos esofágicos difusos.
   b) Contracciones.
   c) Achalasia.

4. **¿Cuál es el síntoma más característico del reflujo gastroesofágico?**
   a) La pirosis.
   b) Las náuseas.
   c) Los vómitos.

5. **¿Por qué se produce el reflujo gastroesofágico?**
   a) Por un aumento del contenido gástrico.
   b) Por una disminución del contenido gástrico.
   c) Por una disminución de la presión en el esfínter esofágico inferior.

6. **¿Cuál de las siguientes puede ser una consecuencia del reflujo gastroesofágico?**
   a) El esófago de Barret.
   b) La mala absorción.
   c) La perforación del esófago.

7. **¿En qué puede degenerar el esófago de Barret?**
   a) En intolerancia a los alimentos.
   b) En mala absorción.
   c) En un cáncer de esófago.

8. **¿Cuál es el tratamiento del cáncer de esófago?**
   a) La cirugía.
   b) La radioterapia.
   c) Ambos tratamientos pueden ser necesarios.

9. **¿En qué sexo es más frecuente que aparezca el cáncer de esófago?**
   a) En mujeres.
   b) En varones.
   c) Por igual en los dos.

10. **¿Qué tratamiento es coadyuvante en el cáncer de esófago?**
   a) La quimioterapia.
   b) Los antibióticos.
   c) Los procinéticos.

EL ESTÓMAGO: EL CENTRO DE LA DIGESTIÓN

Probablemente se trate de una de las partes del cuerpo humano más nombrada a lo largo del día y a la vez, de las más desconocidas (por lo menos una sobre la que más mitos hay): «Me duele el estómago», «me sienta mal al estómago», «tengo el estómago revuelto», etc. Son frases ampliamente utilizadas por todos nosotros, y es que efectivamente, el estómago es un órgano fundamental en nuestra anatomía y que sufre diversas enfermedades. La mayoría de ellas no suelen ser graves en el sentido de no poner nuestra vida en peligro, pero sí son procesos que perjudican en gran medida nuestra calidad de vida. En numerosas ocasiones, por ejemplo, la úlcera péptica nos despierta por las noches, la hernia hiatal nos impide conciliar el sueño o realizar de un modo ligero y sin complicaciones la digestión.

El estómago es el centro del proceso digestivo, en él se digieren los alimentos definitivamente antes de pasar al duodeno (primer tramo del intestino delgado) donde comienza la absorción de proteínas, vitaminas, minerales... todos ellos necesarios para la vida.

Las afecciones del estómago son frecuentes. La gastritis y la úlcera péptica (gástrica o duodenal según afecte al estómago o al duodeno) suponen un serio problema para un alto porcentaje de la población adulta. El cáncer de estómago es una enfermedad poco frecuente en nuestro país aunque no inexistente.

Existen muchos mitos relacionados con las enfermedades del estómago. Veremos cómo la úlcera péptica no está causada por el estrés ni por las comidas picantes o «fuertes». Que no siempre que se tiene un dolor de estómago tenemos una *gastritis*. Sin embargo, probablemente, sí nos sorprenda que la causa más frecuente de la úlcera es infecciosa, ya que está producida por un microorganismo, el *Helicobacter pylori* que se ha hecho famoso por este motivo en los últimos años.

En este capítulo vamos a tratar estas enfermedades y el modo de resolverlas para aumentar la calidad de vida que tanto disminuye con su padecimiento.

ENFERMEDADES FRECUENTES DEL ESTÓMAGO

La hernia de hiato, un problema común

La hernia de hiato se produce por el paso de parte del estómago a la cavidad torácica. Esta entrada se realiza a través de uno de los agujeros del diafragma, por el que pasa el esófago

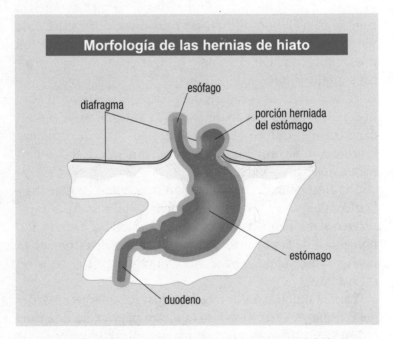

Morfología de las hernias de hiato. El esófago atraviesa el diafragma por un agujero que le da paso hacia la cavidad abdominal. El estómago puede herniarse sólo en una parte.

hacia la cavidad abdominal. Esta herniación está provocada por varios motivos, como:

- El aumento de la presión abdominal.
- Por una distensión del agujero diafragmático.
- Por alteraciones anatómicas, etc.

Es bastante común y se presenta en alrededor del 10 por 100 de la población general. La frecuencia de la hernia de hiato aumenta con la edad y aparece en la mayoría de las personas con más de sesenta años, sin embargo, adolescente o incluso niños pueden padecerla.

¿CUÁLES SON SUS SÍNTOMAS?

La mayoría de las personas que padecen hernia de hiato no presentan ninguna clase de síntoma. Es habitual que el paciente refiera dificultad para realizar la digestión con sensación de pesadez horas después de la comida. La hernia de

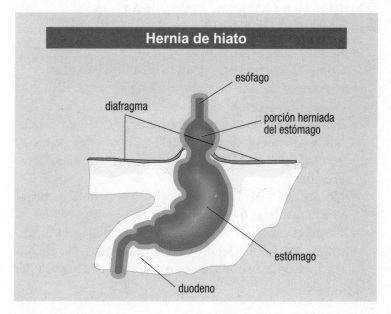

Hernia de hiato. El estómago se desliza hacia arriba por el agujero del diafragma.

hiato produce una alteración anatómica, lo que promueve que el contenido del estómago pase hacia el esófago produciendo lo que conocemos como *reflujo gastroesofágico* (veáse «Enfermedades del Esófago»). Sin embargo, si aparece este reflujo gastroesofágico (reflujo del contenido ácido del estómago) sentirá una sensación quemante conocida con el nombre de pirosis. La pirosis es una molestia con sensación de quemazón que se conoce como ardor en el tórax, inmediatamente por debajo del esternón, la cual puede extenderse hacia la garganta. La regurgitación súbita de líquido ácido hasta la boca puede ocurrir, especialmente cuando el paciente se acuesta o inclina hacia abajo.

En la hernia de hiato se pueden producir *úlceras y gastritis*, por lo que el enfermo presentará los síntomas propios de estas patologías. La *disfagia*, dificultad para el paso de los alimentos, es habitual en estos pacientes.

MEDIDAS PARA MEJORAR LOS SÍNTOMAS DE LA HERNIA DE HIATO

- Reducir el peso si existe sobrepeso.
- Comer despacio y masticando bien los alimentos.
- No comer de una vez cantidades excesivas. Es mejor comer más veces pero menos cantidad.
- Evitar el café, las grasas, el chocolate, la cafeína y el alcohol, ya que estas sustancias relajan el esfínter esofágico inferior permitiendo que pueda pasar el contenido desde el estómago.
- No acostarse ni colocarse en posición horizontal al menos dos horas después de la ingesta.
- Elevar el cabecero de la cama para facilitar anatómicamente el tránsito del esófago al estómago y no al contrario. Con elevar el cabecero unos 10-15 cm suele ser suficiente.

Evidentemente, son medidas que no resultan sencillas al principio, ya que no estamos acostumbrados a ellas; sin embargo, cuando se practican son muy beneficiosas porque los síntomas mejoran de un modo espectacular y por lo tanto nuestra calidad de vida.

La gastritis

La gastritis es la inflamación de la mucosa gástrica. Las causas que producen esta inflamación son múltiples y los síntomas son diferentes según el tipo de gastritis. Por lo tanto, la gastritis es en realidad una consecuencia de diversos mecanismos patológicos.

Las gastritis se dividen en:

- Gastritis agudas.
- Gastritis crónicas.

GASTRITIS AGUDAS

Dentro de las gastritis aguda, está la conocida *gastritis erosiva*. Como su propio nombre indica se produce una erosión y por tanto una inflamación de la mucosa gástrica. Las causas más frecuentes que producen esta enfermedad son:

- La ingesta de *antiinflamatorios no esteroideos* (AINES) como la aspirina.
- *Estrés orgánico*, es decir no el estrés que produce la ansiedad, sino el estrés que sufre el cuerpo humano ante enfermedades importantes como: quemaduras, sepsis, traumatismos impotantes, intervenciones quirúrgicas, etc.

Otras causas de gastritis agudas son las *gastritis agudas infecciosas*. La más frecuente es la gastritis aguda producida por el *Helicobacter pylori*. La mayoría de los pacientes se encuentran asintomáticos, otros presentan malestar en epigastrio. La gastritis aguda producida por el *Helicobacter pylori* puede acabar convirtiéndose en gastritis crónica.

GASTRITIS CRÓNICA

Una gastritis crónica va sufriendo diferentes niveles en su evolución.

- **Gastritis superficial:** al principio se trata de una gastritis que afecta a las capas más superficiales de la mucosa del estómago.
- **Gastritis atrófica:** la afectación llega a glándulas que se encuentran más profundas. La mucosa es muy fina y la podemos ver alterada en la endoscopia digestiva. Existe una forma menos frecuente de gastritis atrófica cuya causa es autoinmune. Se conoce como *gastritis atrófica tipo A*. En esta gastritis se produce mala absorción de vitamina B_{12}, vitamina que es fundamental para la formación de la hemoglobina, así se produce un tipo de anemia conocida como *anemia perniciosa*.

¿CÓMO SE DIAGNOSTICAN?

Se realiza mediante endoscopia. Se toman muestras de diferentes zonas del estómago que se analizan en el laboratorio de anatomía patológica y allí se observan los cambios que ha sufrido la mucosa gástrica.

¿CUÁL ES SU TRATAMIENTO?

No se recomienda la erradicación del *Helicobacter pylori* en caso de ser el causante de la gastritis.

En caso de la gastritis crónica atrófica que produce anemia perniciosa, se debe regular la administración de vitamina B_{12}.

Úlcera péptica

¿QUÉ ES LA ÚLCERA PÉPTICA?

¿Cuáles son sus causas?

El término *úlcera péptica* se refiere a una lesión en la mucosa del estómago o del duodeno. Así, hablamos de *úlcera gástrica o de úlcera duodenal.* Es una enfermedad frecuente, ya que una de cada diez personas desarrollará una úlcera gástrica o duodenal en algún momento de su vida. Aunque resulte sorprendente, desde hace uno años sabemos que la causa más frecuente de la úlcera péptica es el *Helicobacter pylori.* El *Helicobacter pylori* es una bacteria a la que se trata de relacionar con múltiples enfermedades, en la actualidad está demostrado que produce úlcera péptica y que es un factor de riesgo del cáncer gástrico y del linfoma gástrico. Sin embargo no es la única causa y las úlceras pépticas también se producen por el uso prolongado de *antiinflamatorios no esteroideos* (AINES) como la aspirina o el ibuprofeno. Estos fármacos son empleados en numerosas ocasiones y es frecuente que se requiera su uso en algún momento de nuestra vida. Siempre que estén indicados y controlados por un médico no deben presentar problemas, sin embargo, debe evitarse la automedicación y su toma sin la prescripción facultativa.

Otra causa menos frecuente de úlcera péptica es la producida por tumores secretores de gastrina (una enzima que actúa en la digestión), *gastrinomas.* Se conocen como úlceras asociadas al *síndrome de Zollinger-Ellison.*

Los alimentos muy condimentados, el café, el alcohol o el estrés no son causa de úlcera péptica.

¿CUÁLES SON SUS SÍNTOMAS?

Úlcera duodenal

El síntoma más frecuente es el *dolor.* El dolor que produce la *úlcera péptica duodenal* tiene unas características muy significativas que lo diferencian del producido por la gastritis. Es un dolor profundo, definido en ocasiones como «en punta de dedo», quemante. En otras ocasiones los pacientes lo definen como una presión abdominal o sensación de plenitud. Aparece cuando el estómago está vacío, unas dos o tres horas tras la comida o incluso puede despertar en mitad de la noche. Calma a los pocos minutos de la ingesta de alimentos o de fármacos antiácidos. El motivo es que durante un tiempo se logra neutralizar los ácidos del estómago que dañan la úlcera. Sin embargo, la ingesta a la vez promueve la secreción de ácidos para comenzar el proceso de la digestión y a los poco minutos vuelve a reproducirse el mismo proceso con la reaparición del dolor.

Úlcera gástrica

En la *úlcera gástrica* el dolor puede aparecer con la alimentación y disminuye de una manera menos significativa con la toma de antiácidos. En la úlcera gástrica el paciente siente rechazo a comer por lo que la anorexia (falta de apetito) y la pérdida de peso es más importante que en el paciente con úlcera duodenal. Existe gran variabilidad de síntomas y de su intensidad, dependiendo de cada individuo. Otros síntomas son la distensión abdominal e incluso las náuseas y los vómitos. La intensidad de estos síntomas varía pudiendo durar desde días, semanas o años. Es importante destacar que existe un porcentaje de personas que no presentan ningún tipo de síntomas y que las primeras manifestaciones de la úlcera pueden ser las complicaciones. Existen pacientes con la misma sintomatología de la úlcera péptica que no presentan esta lesión. Se conoce como *dispepsia no ulcerosa* (véase «Dispepsia»).

COMPLICACIONES DE LA ÚLCERA PÉPTICA. SÍNTOMAS DE EMERGENCIA

Los cambios en las características del dolor suelen indicar la aparición de complicaciones. Si esto ocurre, se debe consultar rápidamente a un médico.

- **Perforación de la úlcera:** la úlcera puede ir creciendo en profundidad hasta que se perfora hacia la cavidad peritoneal. En esta ocasión el dolor aparece de un modo abrupto e intenso y suele ser más generalizado por todo el abdomen.
- **Penetración de la úlcera en el páncreas:** por la proximidad anatómica, la úlcera puede penetrar hacia el pán-

creas. El dolor aquí es constante, no calma con los alimentos ni los antiácidos y se puede irradiar hacia la espalda.

- **Sangrado de la úlcera:** las úlceras pueden producir hemorragias digestivas por erosión de la pared y afectación de vasos sanguíneos. Aparecen vómitos «en posos de café» que es sangre digerida que se ve como si fueran posos de café. Las heces son negras (por la sangre digerida). Sin embargo, si el sangrado es masivo, la sangre se puede ver de color rojo.

- **Obstrucción intestinal:** la úlcera puede producir una obstrucción intestinal. El paciente presenta vómitos, disminución del tránsito intestinal. Dolor abdominal intenso y generalizado.

'HELICOBACTER PYLORI': UN MICROORGANISMO RESPONSABLE DE LA ÚLCERA PÉPTICA

En los últimos años, el *Helicobacter pylori* ha ocupado las páginas de muchos periódicos y revistas de investigación científica. La mayoría de las personas han oído hablar de esta bacteria ya que los sistemas sanitarios han promovido charlas y conferencias para informar sobre la importancia del tratamiento.

El descubrimiento de la implicación del *Helicobacter pylori* en la úlcera péptica ha sido uno de los pasos más importantes de la Medicina en los últimos años. La molesta úlcera que tanto limita la vida de aquellos que la padecen, se puede curar erradicando esta bacteria con un tratamiento combinado de antibióticos y protector gástrico.

¿CÓMO SE ADQUIERE EL 'HELICOBACTER PYLORI'?

La transmisión del *Helicobacter pylori* es directa de persona a persona. Probablemente, la forma más frecuente de contagio se produce a través de la saliva (de modo directo o por la inhalación de partículas salivares que flotan en el ambiente). Evitar el contagio es difícil aunque existe más prevalencia en regiones con peores condiciones higiénicas y con problemas de hacinamiento.

Se ha estudiado la implicación del *H. pylori* en numerosas patologías, sin poderse llegar a demostrar que fuera el responsable de las mismas. Enfermedades vasculares (enfermedad isquémica coronaria, accidente cerebrovascular, fenómeno de Raynaud, migraña), enfermedad dermatológica (urticaria crónica, alopecia areata, rosácea, dermatitis atópica...) enfermedades autoinmunes (artritis reumatoide, púrpura trombocitopénica idiopática...), diabetes mellitus, anemia ferropénica, encefalopatía hepática.

Sólo se reconoce como agente causal de las enfermedades digestivas: úlcera duodenal, úlcera gástrica, cáncer gástrico, linfomas gástricos.

¿CÓMO PRODUCE EL 'HELICOBACTER PYLORI' ÚLCERA PÉPTICA?

El *Helicobacter pylori* debilita la mucosa que protege al estómago y duodeno. De este modo el ácido penetra por la pared gástrica y duodenal erosionándola.

El 70 por 100 de la población está colonizada por esta bacteria, aunque no tiene porqué presentar ni desarrollar la enfermedad. La infección por *Helicobacter pylori* está extendida por todo el mundo con distintos grados de incidencia que dependen en gran medida de las condiciones socioeconómicas de cada país.

¿QUÉ HACER ANTE LA SOSPECHA DE INFECCIÓN POR 'HELICOBACTER PYLORI'?

En nuestro medio la actitud que se adopta ante la sospecha de infección por *Helicobacter pylori* es:

- **Determinación de la presencia del *H. Pylori*:** es necesario demostrar la presencia del *Helicobacter* pylori en el paciente mediante pruebas diagnósticas específicas.

Estas pruebas se dividen en pruebas diagnósticas invasoras y no invasoras.

—**Pruebas invasoras:** se realiza una endoscopia, se toma una muestra y se identifica la presencia del microorganismo mediante cultivo microbiológico, histología y la prueba rápida de la urea que se basa en la identificación de esta proteina que es producida por el microorganismo para poder sobrevivir en un medio tan ácido como es el estómago y el duodeno. La endoscopia se realiza la mayor parte de las veces para estudiar la lesión del paciente y se toma biopsia para identificar los cambios que ha sufrido la mucosa gástrica o duodenal.

—**Pruebas no invasoras:** pueden ser varias. La serología, que es la determinación en sangre de los anticuerpos que producimos frente a la bacteria, es una prueba útil como complemento pero no como diagnóstico. Otra prueba muy común es la prueba del aliento con urea marcada con C13, en el aliento del paciente detectamos la producción de urea por el *Helicobacter pylori*.

- Una vez determinada la presencia de la bacteria y siendo la entidad diagnóstica del paciente una de las que se encuentran dentro de aquellas en las que se ha demostrado el beneficio en el tratamiento se comienza el tratamiento con la conocida *triple terapia OCA:* omeprazol (un antiácido), claritromicina y amoxicilina (antibióticos).

- Si la *evolución* del paciente no es favorable, se cambia a Metronidazol, asumiendo que es porque el *Helicobacter pylori* es resistente a claritromicina.

¿CUÁNDO SE DEBE TRATAR?

No está demostrado que el *Helicobacter pylori* esté implicado en otras enfermedades digestivas como el reflujo gastroesofágico o la dispepsia. No todos los profesionales se ponen de acuerdo en cuándo se debe tratar.

Las indicaciones de tratamiento varían constantemente. Las últimas recomendaciones admitidas para el tratamiento erradicador del *Helicobacter pylori* según la Conferencia Española de Consenso sobre la infección por *H. pylori* son:

- Úlceras pépticas duodenales y/o gástricas.
- Úlceras pépticas complicadas (hemorragia, perforación, estenosis).
- Bulboduodenitis erosiva.
- Linfoma tipo MALT de bajo grado.
- Tras resección de cáncer gástrico precoz.

Otras indicaciones como la dispepsia funcional o historia familiar de cáncer gástrico, no están aceptadas (aunque en la práctica diaria se realiza tratamiento en muchas patologías en las que no se ha visto claramente demostrado el beneficio).

¿CUÁL ES SU TRATAMIENTO?

A pesar de realizar correctamente el tratamiento, en algunas ocasiones no logramos erradicar el *Helicobacter pylory*. La Organización mundial de la Salud señala que el motivo de fracaso fundamental son las resistencias de la bacteria a los antibióticos.

Aunque es un microorganismo muy sensible a los antibióticos es difícil de tratar porque por su localización en el estómago y duodeno y la acidez de estas regiones anatómicas no se logran las concentraciones adecuadas de los fármacos. Por este motivo se deben emplear varios antibióticos juntos (terapia combinada).

La pauta empleada para el tratamiento es la OCA o triple terapia:

- Omeprazol.
- Claritromicina.
- Amoxicilina.

Actualmente se han descrito las resistencias a claritromicina (se mantienen entre un 0 y un 15 por 100) y a metronidazol (que han aumentado desde un 20 por 100 hasta un 95 por 100), siendo las de amoxicilina francamente excepcionales. Este tratamiento se debe realizar entre siete y catorce días. Si a pesar de realizarlo correctamente no logramos la erradicación del *Helicobacter pylori* se cambia la claritromicina por metronidazol. Si aun así no logramos nuestro objetivo, pasamos a la *cuádruple* terapia en la cual añadimos un protector gástrico, el bismuto.

A los seis meses del tratamiento se verificará la erradicación de la bacteria por endoscopia o mediante el test del aliento.

¿CÓMO SE DIAGNOSTICA LA ÚLCERA PÉPTICA? ¿CUÁLES SON LAS PRUEBAS NECESARIAS PARA SABER SI TENEMOS ÚLCERA PÉPTICA?

Existen varias pruebas para valorar el aparato digestivo y en concreto objetivas si existe úlcera gástrica o duodenal.

Radiografía con contraste de Bario

El paciente ingiere una papilla de bario, al realizar una radiografía podemos apreciar, gracias al bario, el interior del esófago, estómago y duodeno. Si existe una úlcera observaremos el nicho ulceroso relleno de contraste. Es una prueba capaz de diagnosticar hasta el 90 por 100 de las úlceras, sin embargo no podemos observar su morfología ni tomar una muestra del tejido para que sea analizado y asegurarnos que no presenta ningún componente de malignidad.

Endoscopia digestiva alta

La endoscopia digestiva es una prueba fundamental para el diagnóstico de las afecciones del aparato digestivo. El endoscopio es un tubo delgado en cuyo extremo hay una cámara con una luz. Se introduce el endoscopio por la boca del paciente que está tumbado, y empieza a introducirse por el esófago. El médico va observando la pared del tubo digestivo. De este modo se puede observar la úlcera y tomar muestras de la misma. Con esta biopsia podemos comprobar si la úlcera tiene componente de malignidad y por tanto ser la expresión de un cáncer y también realizar un estudio microbiológico que detecte la presencia y la sensibilidad antibiótica del *Helicobacter pylori*. En la úlcera gástrica el diagnóstico siempre debe realizarse con endoscopia y biopsia para descartar malignidad de la úlcera.

¿CUÁL ES SU TRATAMIENTO?

Los objetivos del tratamiento de la úlcera péptica son:

- Aliviar el dolor.
- Conseguir la curación de la úlcera.
- Evitar las complicaciones.
- Evitar las recidivas.

Medidas higiénicas

En la actualidad se recomienda al paciente que está en tratamiento para la curación de la úlcera péptica que lleve una dieta equilibrada y sana, procurando comer en pequeñas cantidades y cada poco tiempo pero sin realizar restricción dietética. Se recomienda dejar de fumar, ya que aunque no se relaciona el tabaco con la producción de la úlcera, si está demostrado que impide la curación.

Fármacos

La base fundamental del tratamiento es la erradicación del *Helicobacter pylori* (ver *Helicobacter pylori*) con las terapias indicadas anteriormente.

Los fármacos que se emplean en el tratamiento de la úlcera péptica son aquellos capaces de disminuir la secreción ácida del estómago, la cual daña directamente a la úlcera, y aquellos capaces de aumentar la protección de la mucosa gástrica. Estos fármacos se dividen en:

ANTIÁCIDOS: Los mecanismos fisiológicos por los que se logra disminuir la secreción ácida del estómago están directamente relacionados con los sistemas que existen en el estómago para su producción, como los receptores de H2 y la bomba de protones. Así nos encontramos con:

- **Los que bloquean los receptores de H2:** cimetidina, ranitidina, famotidina, nizatidina.
- **Inhibidores de la bomba de protones:** omeprazol, lansoprazol.

PROTECTORES DE LA MUCOSA GÁSTRICA: Aumentan o revisten la mucosa gástrica lo que facilita la curación de la úlcera. Son:

- **Misoprostol:** aumenta la producción de prostaglandinas que mejora las defensas de la mucosa y reduce la secreción ácida gástrica.
- **Sucralfato:** reviste la úlcera evitando que se produzca más lesión.

Cirugía para el tratamiento de la úlcera péptica

La cirugía no es el tratamiento de primera elección en la úlcera péptica, sin embargo es necesario en ciertas ocasiones:

- Para las complicaciones de la úlcera péptica: hemorragia persistente o recurrente, obstrucción intestinal y perforación (hacia otras víscera como el páncreas o hacia la cavidad peritoneal).
- Cuando no existe respuesta al tratamiento médico.

Cirugía en la úlcera duodenal

Desde el tratamiento erradicador del *Helicobacter pylori* la cirugía de la úlcera ha disminuido considerablemente. Los fundamentos de la cirugía se han basado en realizar una *vagotomía*, que consiste en quitar la inervación nerviosa del estómago para disminuir la producción gástrica. Según el nivel al que se encuentre la úlcera se puede realizar:

- **Antrectomía:** consiste en extirpar el antro, la parte del estómago más cercana al duodeno, justo antes del píloro. De este modo se elimina la parte de estómago que produce mayor cantidad ácida y que impide la curación de la úlcera y que en el futuro prevendrá la formación de nuevas úlceras.
- **Piloroplastia:** Se trata de una cirugía que repara el píloro, el cual ha sufrido modificaciones anatómicas por el daño sufrido por la hipersecreción ácida y la úlcera en sí misma. De este modo se recupera su función mejorando los síntomas.

De este modo los distintos tipos de intervenciones quirúrgicas que se pueden realizar son:

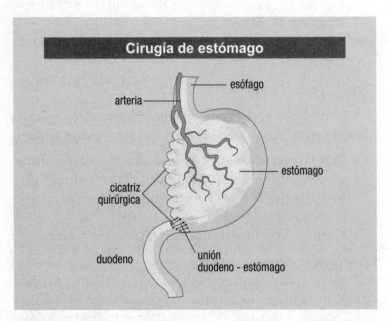

Cirugía de estómago

esófago

arteria

estómago

cicatriz quirúrgica

duodeno

unión duodeno - estómago

En las figuras podemos observar el modo en el que se realiza la cirugía de estómago. En la primera, se ha extirpado una parte del estómago (que se sutura por un lateral) y parte del duodeno, el estómago y el duodeno vuelven a unirse mediante sutura.

- **Vagotomía con antrectomía:** está operación se conoce con el nombre de *Billroth I* (es una gastroduodenostomía porque se une el estómago al duodeno)o *II* (gastroyeyunostomía, se une el estómago tras quitar el antro al yeyuno o segunda porción del intestino delgado).
- **Vagotomía y piloroplastia.**
- **Vagotomía de células parietales:** es una vagotomía superselectiva que se hace sólo en la porción gástrica proximal.

Cirugía de la úlcera gástrica

En la actualidad es poco habitual la cirugía gástrica ya que la respuesta al tratamiento médico es excelente y de este modo se evitan las complicaciones y se logra la curación. Si es necesario realizarla se efectúa una *gastrectomía subtotal,* es decir se elimina una parte del estómago la cual se une al duodeno. Es en realidad un *Billroth II.*

Complicaciones de la cirugía de la úlcera péptica

No se trata de cirugías sencillas y las complicaciones posquirúrgicas son habituales.

Las complicaciones más habituales son:

- **Recidiva de la úlcera:** en el 5 por 100 de los pacientes operados de úlcera se produce una recidiva de la misma. El dolor abdominal suele ser el síntoma más frecuente y significativo. El dolor es más intenso y disminuye menos con los antiácidos que en los pacientes con úlcera péptica que no han sido operados. En estos casos debemos comenzar por comprobar si el *Helicobacter pylori* es el agente causal y erradicarlo si es así.
- **Gastritis por reflujo biliar:** se produce por reflujo del contenido duodenal al estómago. El enfermo siente malestar abdominal, sensación de plenitud y vómitos.
- **Síndrome de *dumping*:** después de comer el paciente siente síntomas vasomotores. Estos síntomas incluyen palpitaciones, aumento de la salivación, taquicardia...

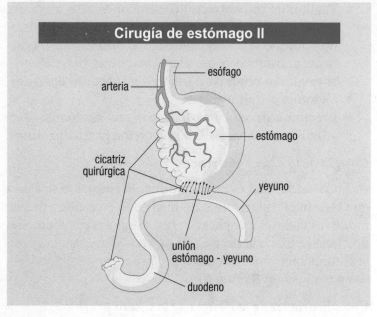

Cirugía de estómago II

esófago
arteria
estómago
cicatriz quirúrgica
yeyuno
unión estómago - yeyuno
duodeno

En la segunda figura la unión del estómago se realiza por el lateral del asa de yeyuno. La parte que queda suelta de duodeno se sutura y queda como un asa cerrada.

También suelen presentar malestar abdominal y vómitos. Suceden treinta minutos después de comer. Se conoce como *síndrome de dumping precoz*. La causa principal es la gran cantidad de contenido alimenticio que entra rápidamente en la primera porción de intestino delgado, para disminuir esta gran concentración y diluirlo entra plasma procedente de la sangre reduciendo el volumen sanguíneo. El *síndrome de dumping tardío,* sucede entre noventa y tres horas después de comer con síntomas similares al anterior. Se produce por una disminución de azúcar por una hipersecreción de insulina (que es la hormona que degrada la insulina).

- **Diarrea posvagotomía:** ocurre especialmente en aquellos pacientes a los que se les ha practicado una vagotomía. La diarrea suele aparecer dos horas después de las comidas.

- **Bezoar:** se trata de cúmulos alimenticios formados principalmente por fibra que forman apelotonamientos compactos que no siguen el ritmo intestinal y se quedan en la cavidad gástrica.
- **Anemia:** la causa de esta anemia se produce por el déficit de vitamina B_{12} y de ácido fólico, que son fundamentales en la formación de la hemoglobina.
- **Mala absorción:** las causas de mala absorción son múltiples. En primer lugar la disminución de la ingesta de los pacientes después de la cirugía, en segundo lugar un tránsito intestinal más rápido, y en tercer lugar un incremento del crecimiento bacteriano.
- **Osteomalacia y osteoporosis:** es un problema importante que afecta claramente a los pacientes. Se produce un aumento de fracturas ya que la densidad de los huesos disminuye al alterarse el metabolismo del calcio y de la vitamina D. En muchas ocasiones es necesario tratar al paciente con suplementos de vitamina D y de calcio.
- **Carcinoma del muñón gástrico:** se ha demostrado que en algunos casos puede producirse un cáncer en la parte del estómago que se une al duodeno o al yeyuno tras la cirugía.

Ninguna de estas complicaciones debe ser motivo de alarma ya que estarán perfectamente controladas por su médico. Si tiene alguna duda no repare en preguntar.

Otras lesiones de la mucosa gástrica

Existen otras lesiones de la mucosa gástrica distintas a la *úlcera péptica*. Se produce por diversas causas.

ÚLCERA DE ESTRÉS: se trata del estrés al que se somete al cuerpo humano por otras afecciones orgánicas. Se ha demostrado que se produce úlcera de estrés en:

- **Ventilación mecánica:** cuando el paciente por alguna razón grave necesita durante un tiempo ventilar con la ayuda de una máquina (ventilador mecánico).
- **Sepsis:** por la diseminación de una infección por todo el organismo el paciente entra en un estado muy grave.
- **Quemados:** se conocen como *úlceras de Curling*. Suelen producirse en pacientes que han sufrido grandes quemaduras.
- **Traumatismo craneoencefálicos:** en pacientes que sufren una lesión del sistema nervioso central. Son las denominadas *úlceras de Cushing*.

Los síntomas que presentan los enfermos son diversos pero lo más común es que aparezca una hemorragia digestiva. Suelen requerir una endoscopia alta para el diagnóstico y como tratamiento de esta hemorragia.

ÚLCERA POR ETANOL: daña directamente la mucosa gástrica produciendo estas lesiones.

ÚLCERA POR INGESTA DE AGENTES QUÍMICOS CORROSIVOS: en estas ocasiones se daña también el esófago. Se trata de productos químicos ácidos y básicos.

Cáncer gástrico

En España no es una enfermedad frecuente. Tiene su máxima incidencia en países como China, Japón, Chile e Irlanda. Es más frecuente en hombres que en mujeres y es excepcional que aparezca en gente joven.

FACTORES DE RIESGO

- **Factores de riesgo ambientales:** se ha demostrado que existen, ya que aparece en niveles socioeconómicos bajos, donde existe un mayor hacinamiento.
- **Factores de riesgo dietéticos:** los alimentos ahumados o muy salados han demostrado aumentar la incidencia de este cáncer. Esta es la causa por la que existe mayor

incidencia en países donde existe un alto porcentaje de consumo de estos alimentos.

- **Factores de riesgo genéticos:** en los familiares de primer grado de un paciente con cáncer gástrico es más frecuente que aparezca esta enfermedad.
- **Otros factores de riesgo:** sabemos que aumenta significativamente la incidencia de cáncer gástrico en la gastritis atrófica, en la infección por *Helicobacter pylori*, en la gastrectomía Billroth II, en la gastroyeyunostomía, en los pólipos gástricos (en los adenomatosos y en los hiperplásicos).

TIPOS DE TUMORES GÁSTRICOS

No todos los cánceres gástricos son iguales:

- **Adenocarcinoma:** es el más frecuente de todos (hasta el 85 por 100 del total). Suele presentarse como una úlcera en la endoscopia.
- **Leiomiosarcoma:** es un tumor de la parte muscular del estómago, es menos frecuente que el anterior.
- **Linfoma gástrico:** están relacionados con la infección por *Helicobacter pylori* y con la erradicación de la infección se consigue la curación en casi el 50 por 100. Se conoce como linfoma tipo MALT.

¿CUÁLES SON SUS SÍNTOMAS?

El paciente comienza a notar una molestia en la parte superior del abdomen, en el epigastrio. Pierde el apetito (anorexia) y cuando come, enseguida nota que se ha saciado. Sufre una pérdida de peso progresiva. Las naúseas y los vómitos son muy frecuentes.

No se suele palpar nunca una masa abdominal, ya que para que esto sucediera debería ser de un tamaño considerable.

En otras ocasiones pueden surgir complicaciones que serán las que determinen los síntomas. Estas complicaciones suelen ser hemorragias digestivas, obstrucción o clínica de las metástasis del tumor hacia otras regiones anatómicas como el hígado (pudiendo aparecer síntomas de afectación hepática).

¿CÓMO SE DIAGNOSTICA?

Cuando el paciente acude a su médico, suele referir unos síntomas muy inespecíficos. El mejor modo diagnóstico es con la endoscopia que permite tomar biopsias y saber por el resultado del anatomopatólogo que nos encontramos frente a un cáncer. La mayoría de los cánceres gástricos aparecen como una úlcera, de aquí la importancia y la necesidad de realizar biopsia a todas las úlceras y realizarles un seguimiento hasta su curación.

¿CUÁL ES SU TRATAMIENTO?

En todos los casos es necesaria la resección quirúrgica. En los linfomas gástricos, la erradicación del *Helicobacter pylori* es fundamental ya que se ha visto que el microorganismo está directamente implicado en esta enfermedad. Sólo con la erradicación del *Helicobacter pylori* se logra una mejoría muy significativa.

RECUERDE

- La hernia de hiato es una enfermedad común y que aumenta su incidencia con la edad.

- Los síntomas que produce la hernia de hiato no son graves pero sí pueden afectar a nuestro ritmo de vida porque son muy molestos y limitantes.

- Se pueden mejorar los síntomas con medias higiénicas que no son complicadas.

- La úlcera péptica no se produce por alimentos condimentados o picantes. Tampoco por el estrés.

- En la úlcera gástrica el diagnóstico siempre debe realizarse con endoscopia y biopsia para descartar malignidad de la úlcera.

- La causa más frecuente de la úlcera péptica es infecciosa ya que la mayoría de estas úlceras están producidas por el *Helicobacter pylori*.

- Un tratamiento correcto para la erradicación del *Helicobacter pylori* es la base para la curación completa de la úlcera péptica.

Helicobacter pylori está relacionado con múltiples enfermedades digestivas, aunque siempre es un tema controvertido las últimas indicaciones de cuándo se debe erradicar son:

- Úlceras pépticas duodenales y/o gástricas.

- Úlceras pépticas complicadas (hemorragia, perforación, estenosis).

- Bulboduodenitis erosiva.

- Linfoma tipo MALT de bajo grado.

- Tras resección de cáncer gástrico precoz.

CUESTIONARIO

1. ¿Es la úlcera péptica una enfermedad infecciosa?
   a) No, en ningún caso.
   b) Sí, siempre.
   c) Sí en la mayoría de los casos ya que en un porcentaje muy alto las úlceras pépticas están producidas por una bacteria.

2. ¿El estrés o la ansiedad producen úlcera péptica?
   a) Sí, en muchas ocasiones.
   b) No. No está demostrado que produzcan úlcera péptica.
   c) No suele ser la primera causa pero depende de la personalidad del individuo.

3. Si padezco úlcera péptica ¿debo dejar de fumar?
   a) No, ya que no se ha demostrado que el tabaco esté relacionado con la misma.
   b) Sí, ya que impide la curación.
   c) Depende de la causa que me haya provocado la úlcera.

4. ¿Se debe erradicar *Helicobacter pylori* si es el causante de una gastritis?
   a) Sí, así mejoraran los síntomas.
   b) No, no está demostrado que tratando el *Helicobacter pylori* se logre curar la gastritis.
   c) No porque el *Helicobacter pylori* es una bacteria y la gastritis una enfermedad digestiva.

5. ¿Cuál es la causa más frecuente de gastritis aguda?
   a) La toma de AINES (antiinflamatorios no esteroideos).
   b) El estrés.
   c) No existen gastritis agudas.

6. **El cáncer gástrico, ¿es una entidad frecuente en nuestro país?**
   a) Sí, sobre todo en gente joven.
   b) No, es más frecuente en otros países donde se consumen más productos ahumados y en salazón.
   c) Sí, en personas mayores.

7. **¿Está el *Helicobacter pylori* relacionado con el cáncer gástrico?**
   a) Sí, con el cáncer gástrico tipo linfoma.
   b) No.
   c) Sí, con el cáncer gástrico tipo adenocarcinoma.

8. **¿Cuál de las siguientes situaciones puede producir una úlcera de estrés?**
   a) Una sepsis.
   b) Quemaduras graves.
   c) Las dos anteriores.

9. **¿Se puede diagnosticar una gastritis con un examen de bario?**
   a) Sí, porque apreciamos las lesiones en la radiografía.
   b) No, es necesaria una gastroscopia.
   c) No, simplemente con la clínica del paciente el médico puede llegar al diagnóstico.

10. **¿Es importante seguir la curación de una úlcera gástrica por endoscopia?**
    a) No, no es necesario.
    b) Sí, para controlar que no se trata más que de una úlcera y no de un cáncer.
    c) Sí, para asegurarnos de que no hay más.

INTESTINO DELGADO, INTESTINO GRUESO: LUGARES DE ABSORCIÓN

El intestino en el adulto ocupa una superficie muy extensa, puede llegar a tener más de 4 metros de longitud. Esta gran extensión cabe en el interior del cuerpo humano gracias a que las asas intestinales se encuentran plegadas.

El intestino delgado está formado por tres partes fundamentales:

- Duodeno.
- Yeyuno.
- Íleon.

Una vez pasado el íleon, aparece la *válvula íleo-cólica* donde comienza el colon o intestino grueso.

En el intestino se produce la *digestión y la absorción* de los nutrientes procedentes de los alimentos. Son procesos diferentes, aunque relacionados. En la digestión se produce la hidrólisis de los nutrientes para obtener partículas más pequeñas capaces de ser absorbidas, cada partícula se absorbe en un lugar determinado del intestino y pasa al sistema linfático. Este proceso comienza en el estómago con la acción de los ácidos y la pepsina y continúa con la acción de las enzimas pancreáticas como la lipasa, amilasa y la tripsina. Las afectaciones de cualquiera de estas regiones anatómicas puede suponer una alteración en la absorción, produciéndose *los síndromes de mala absorción.*

SÍNDROMES DE MALA ABSORCIÓN: ¿CUÁLES SON SUS CONSECUENCIAS?

Los síndromes de mala absorción se pueden producir según la afectación de las diversas partes del proceso y así se califican las enfermedades.

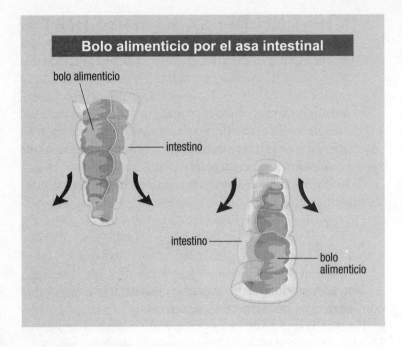

Bolo alimenticio por el asa intestinal

bolo alimenticio

intestino

intestino

bolo alimenticio

Progresión del bolo alimenticio por el asa intestinal.

Se pueden producir por:

- **Digestión inadecuada:** son múltiples las causas que producen una digestión inadecuada de los nutrientes. Se puede producir por enfermedades hepáticas, de la vesícula biliar o por insuficiencia pancreática.
- **Disminución de la concentración de sales biliares.**
- **Disminución de la absorción por afectación de la superficie de absorción intestinal**: la superficie intestinal puede verse afectada por diferentes causas. Una de las primeras de estas causas es el *síndrome de intestino corto*. Cuando se produce una resección del intestino mayor del 40-50 por 100, al disminuir la superficie de absorción se produce afectación de la función de absorción. En estos casos es necesario realizar un aporte de calorías suficiente a la dieta del paciente. Suelen ser necesa-

rios los suplementos de vitaminas y minerales, dar fármacos que disminuyan el peristaltismo (movimiento del intestino que hace que los alimentos recorran toda la superficie intestinal) para que el alimento permanezca mayor tiempo en contacto con la zona de absorción.

- **Sobrecrecimiento bacteriano:** la parte proximal del intestino no suele tener bacterias por varias razones. La primera por el contenido ácido del estómago, la segunda por el antes mencionado peristaltismo intestinal, que hace que las bacterias no se queden en esta región anatómica. La tercera causa que logra que esta zona sea estéril son la inmunoglobulinas. Cualquier causa que haga que existan bacterias en la superficie del intestino va a disminuir la absorción de nutrientes (fístulas de comunicación con otras regiones abdominales, obstrucciones intestinales, anomalías del peristaltismo, etc.).

- **Defectos de la absorción a nivel de la mucosa intestinal:** la absorción de los nutrientes se realiza a través de las células de la mucosa intestinal. Las alteraciones de la mucosa intestinal se producen por diversas causas. Las más importantes son el daño producido por tratamientos como la radioterapia, amiloidosis (enfermedad en la que se produce un depósito de amiloide, que es una sustancia producida por el propio organismo), enfermedad celiaca, de la que hablaremos en este capítulo, en la que se produce una intolerancia al gluten compuesto que está en algunos alimentos y que produce una desestructuración de las células de la mucosa del intestino.

- **Obstrucción en el sistema linfático:** el paso de los nutrientes al sistema linfático se ve afectado en las enfermedades que producen obstrucción del mismo. Aunque el sistema digestivo funciona a la perfección y la digestión se realiza correctamente no es posible que el nutriente sea utilizado por el cuerpo humano al no pasar al sistema linfático. Esto sucede en enfermedades como la *enfermedad de Whipple* (el paciente con enfermedad de Whipple presenta dolor en las articulaciones, dolor abdominal, diarrea dilatación de los linfáticos. Se trata de una enfermedad infecciosa producida por el *Tropheryma whippelii,* una bacteria). También se produce mala absorción por alteración del sistema linfático en el *linfoma intestinal.*

- **Alteraciones cardiovasculares.**
- **Alteraciones y afectaciones endocrinas y del metabolismo:** en enfermedades como la diabetes mellitus, el hipoparatiroidismo, la insuficiencia adrenal o el hiperparatiroidismo, se pueden producir trastornos de mala absorción por alteración del metabolismo celular.

¿Cuáles son sus síntomas?

Los síntomas dependerán en gran medida de la enfermedad que produzca el síndrome de la mala absorción. En general nos podemos encontrar con *diarrea* por la falta de absorción de los nutrientes. Aparecen déficit de nutrición y pérdida de peso.

¿Cómo se diagnostica?

El diagnóstico de la mala absorción intestinal, al igual que los síntomas, depende de la causa que la produzca. Para establecer que se está produciendo mala absorción intestinal es necesario combinar el resultado de una serie de pruebas, ya que no existe ninguna cuyo resultado sea completamente concluyente.

Estas pruebas consisten en objetivar cómo se encuentra la mucosa intestinal y qué nutrientes es capaz de absorber. Para ello suele ser necesario realizar una *biopsia* del intestino y el anatomopatólogo no orientará sobre el estado del intestino y la causa que puede producir la alteración.

¿Cuál es su tratamiento?

Es necesario aportar los nutrientes que no se pueden lograr por la mala absorción intestinal al igual que aumentar el aporte calórico para lograr unos niveles adecuados en la sangre.

UN PROBLEMA DE NUESTRO TIEMPO: ENFERMEDAD INFLAMATORIA INTESTINAL: ENFERMEDAD DE CROHN Y COLITIS ULCEROSA

Son enfermedades que afectan principalmente en épocas jóvenes de la vida (entre los 15 y 35 años aproximadamente), aunque pueden aparecer en cualquier edad. Las personas afectadas con estas enfermedades presentan serios problemas de salud y su calidad de vida se ve disminuida desde épocas tempranas de la vida.

El término de enfermedades inflamatorias intestinales aúna un grupo de enfermedades con características comunes que se dividen en *enfermedad de Crohn* y en *colitis ulcerosa*.

Factores de riesgo y causas que producen las enfermedades inflamatorias intestinales

No conocemos exactamente la causa que produce las enfermedades inflamatorias intestinales. Parece que se ha encontrado relación con los factores genéticos, inmunitarios, infecciosos y psicológicos.

- **Factores familiares:** se ha llegado a la conclusión de que los genes están relacionados con las enfermedades inflamatorias intestinales. Se ha visto que en gemelos aumenta la incidencia de esta enfermedad. Además, es más frecuente en blancos y judíos.
- **Factores infecciosos:** a pesar de que se ha intentado aislar alguna bacteria en los enfermos con enfermedad

inflamatoria intestinal no se han encontrado datos que pueden ser concluyentes.

- **Factores inmunitarios:** esta es la teoría más aceptada, el sistema inmunitario reacciona ante algún agente como un virus o bacteria ocasionando una inflamación continua en el intestino. En estas enfermedades existen otros síntomas extraintestinales que mejoran con corticoides. Pruebas de laboratorio han demostrado que estos pacientes tienen anticuerpos (sustancias producidas por ellos mismos que actúan contra las células del intestino y contra proteínas que hay en otras células del organismo). Por este motivo se producen las alteraciones. La gente con EC tiene tendencia a expresar anormalidades del sistema inmune, pero los médicos no pueden determinar cuándo estas anormalidades son la causa o el resultado de la enfermedad. La EC no es ocasionada por estrés o factores emocionales.

Existen diferencias entre *la enfermedad de Crohn* y la *colitis ulcerosa* por lo que vamos a tratarlas por separado.

Enfermedad de Crohn

ZONAS DE AFECTACIÓN ANATÓMICA

La enfermedad de Crohn también es conocida con el nombre de ileítis o enteritis regional. Se produce una inflamación crónica por todas las capas del intestino de una manera «parcheada» es decir, existen zonas completamente sanas y otras afectadas.

Puede afectarse cualquier región del intestino, si se afecta el colon, **el recto** suele estar respetado. Aparece habitualmente en la parte distal del intestino delgado, el íleon, pero puede afectar cualquier parte del tracto digestivo, desde la boca al ano. Al afectarse todas las capas del intestino, se forman *fístulas* (comunicaciones de un lado a otro de la pared) y abscesos. Estas fístulas pueden ir:

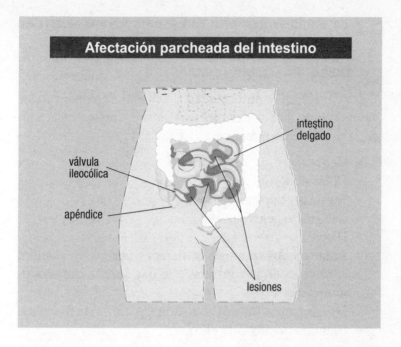

Afectación parcheada del intestino. Las zonas sombreadas representan las lesiones. Ésta es la causa por la que no se puede realizar cirugía curativa en la enfermedad de Crohn. No se puede extirpar la región afectada porque se entremezcla con zonas sanas.

- De intestino a intestino: se comunican dos zonas de intestino a través de una fístula.
- De intestino a órgano, de forma que quedan comunicados el intestino y la vejiga o el intestino y la vagina. Evidentemente, en estas situaciones los síntomas son bastante llamativos.

Los enfermos con Crohn suelen presentar:

- En un 30 por 100 de los casos está afectado el intestino delgado.
- En un 30 por 100, el colon (o intestino grueso).
- En un 40 por 100, la región del íleon y del colon.

- En un porcentaje pequeño se produce una afectación muy extensa que llega hasta yeyuno e íleon.

¿CUÁLES SON SUS SÍNTOMAS?

La clínica en la enfermedad de Crohn depende fundamentalmente de las regiones anatómicas que se ven afectadas. Los síntomas más característicos son:

- Fiebre.
- Dolor abdominal.
- Náuseas y vómitos.
- Cansancio generalizado.
- Diarrea.
- Existe menos sangre en la diarrea y casi no hay daño en el recto (todo lo contrario a lo que sucede en la colitis ulcerosa).
- Los síntomas no extrabdominales son más frecuente cuando está afectado el colon.

En la mayoría de las ocasiones, el dolor aparece en la zona del abdomen denominada *fosa iliaca*, que se encuentra a la derecha de la zona umbilical y ligeramente más abajo (véase «anatomía»). Ésta es la región donde se localiza el apéndice, por lo que el dolor puede confundirse con un cuadro de apendicitis aguda.

Colitis ulcerosa

ZONAS DE AFECTACIÓN ANATÓMICA

En la colitis ulcerosa se afecta principalmente la mucosa del colon y se produce de una manera continua y ascendente. Por este motivo la mayoría de los pacientes presentan una afectación del recto y las zonas anatómicas hasta donde se afecta pueden ser más o menos extensas.

Al estar afectada la mucosa aparecen úlceras y hemorragias.

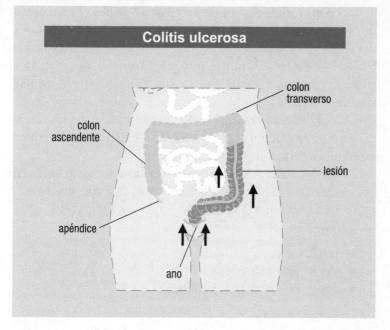

Colitis ulcerosa

colon transverso

colon ascendente

lesión

apéndice

ano

La zona sombreada corresponde a la región afectada. La enfermedad puede ser más o menos extensa pero siempre es continua.

¿CUÁLES SON SUS SÍNTOMAS?

Algunos enfermos tienen remisiones (períodos durante los cuales no hay síntomas) durante meses o aun años. No obstante, en la mayor parte de los enfermos los síntomas reaparecen.

Como siempre en Medicina, la clínica que presenta el paciente se relaciona directamente con la afectación de la región anatómica donde se produce su enfermedad, y así existe alteración de las funciones que realiza esta región y localización de síntomas en la misma. Por esto en la *colitis ulcerosa* aparece:

- Diarreas sanguinolentas.
- Dolor abdominal.
- Fiebre y pérdida de peso en los casos más graves.

Estos síntomas varían en intensidad según el momento de la enfermedad. Así, las deposiciones pueden ir desde dos deposiciones líquidas con escasa cantidad de sangre y moco a intensas diarreas líquidas que producen deshidratación e incluso anemia (por la gran cantidad de sangre que se pierde).

Cuando esta afectado el recto, que es en la mayoría de los casos, si su afectación es muy intensa, aparece estreñimiento y dolor al defecar.

Las enfermedades intestinales inflamatorias producen síntomas extraintestinales (como vimos, esto apoyaba la teoría de que fuera una enfermedad inmune). En la colitis ulcerosa aparece:

- Artritis.
- Alteraciones cutáneas.
- Signos de afectación hepática.

Los niños que padecen la enfermedad de Crohn pueden sufrir un retraso en su desarrollo y crecimiento.

¿CÓMO ES LA EVOLUCIÓN DE LA COLITIS ULCEROSA?

Es muy variable. Se producen reactivaciones en la mayoría de los casos al año siguiente del primer ataque. En muchas ocasiones las crisis no aparecen durante largos períodos y las molestias son mínimas. Esto suele depender de la cantidad de colon que esté afectada (a mayor cantidad, más síntomas; a menos cantidad, menos síntomas).

MANIFESTACIONES EXTRAINTESTINALES

- **Artritis:** existe afectación de las articulaciones en un alto porcentaje de pacientes (uno de cada cuatro). Los síntomas pueden ir desde leves a incapacitantes.
- **Afectaciones de la piel:** son más frecuentes si está comprometido el colon en vez del intestino delgado. Estas lesiones se correlacionan según la actividad de la enfermedad intestinal.

- **Afectación ocular:** pueden aparecer enfermedades de los ojos que también se relacionan con la actividad de la enfermedad.
- **Afectación hepática:** la función del hígado puede verse alterada.

Complicaciones graves en las enfermedades inflamatorias intestinales

La afectación que se produce en las enfermedades inflamatorias intestinales puede provocar consecuencias graves que requieran una intervención médica urgente.

Las complicaciones más importantes son:

- **Obstrucción intestinal:** la obstrucción ocurre debido a que la enfermedad tiende a engrosar la pared intestinal con inflamación, edema y cicatrización del tejido, estrechando el paso. En un principio, dicha obstrucción puede resultar de la inflamación de la pared intestinal; en estadios más avanzados se produce una verdadera fibrosis (el tejido se endurece perdiendo su estructura) que hace que se pierda la anatomía del intestino, provocando la obstrucción.
- **Perforación intestinal:** la perforación aparece en la colitis ulcerosa. No es frecuente pero si se produce es grave. De manera espontánea, las paredes del intestino pueden romperse produciéndose la perforación. En estos casos es necesario un diagnóstico rápido y la intervención quirúrgica para reparar la pared ya que se puede producir una infección grave (peritonitis).
- **Aumento de neoplasias:** parece que en los pacientes con estas enfermedades puede aumentar el riesgo de cáncer, fundamentalmente en la colitis ulcerosa. Es más frecuente si existe una afectación muy extensa del intestino y si el paciente lleva más de diez años con la enfermedad. Por esto se ha llegado a la conclusión de que estos

pacientes deben efectuarse una colonoscopía cada 1 o 2 años para detectar cambios en la mucosa de su intestino y así prevenir el cáncer.

¿CÓMO SE DIAGNOSTICAN?

La enfermedad inflamatoria intestinal, tanto la enfermedad de Crohn como la colitis ulcerosa, pueden resultar difíciles de diagnosticar porque sus síntomas son similares a los de otros tipos de enfermedades intestinales como el síndrome de intestino irritable.

El diagnóstico se realiza con la clínica que explica el paciente. Normalmente suele ser un enfermo que explica que presenta diarrea con sangre y con dolor abdominal. No hay que olvidar los síntomas de los que hemos estado hablando anteriormente y que pueden ser más significativos que los anteriores. El paciente puede padecer fiebre y clínica en otras regiones anatómicas, como artritis. Evidentemente, en un enfermo que presenta un episodio de obstrucción intestinal, fístulas digestivas o mala absorción hay que descartar enfermedad inflamatoria intestinal.

Los enfermos pueden tener anemia por la perdida de sangre que presentan en la diarrea y alteraciones en la analítica relacionadas con la gran pérdida de líquido y la mala absorción.

Pruebas de imagen

Los estudios radiológicos, como la radiografía con tránsito de bario, permiten observar el relieve de la superficie intestinal, posibilitando detectar inflamación u otras anormalidades intestinales. También podemos objetivar todas la anomalías anatómicas que aparecen en las enfermedades inflamatorias intestinales (fístulas, estenosis, etc.).

Sin embargo, lo más rentable es visualizar directamente la mucosa del intestino, tomar una muestra para realizar una biopsia y confirmar el diagnóstico con los resultados de laboratorio. Esto se realiza mediante *endoscopia* (véase el capítulo

Pruebas diagnósticas empleadas en las enfermedades digestivas, «Estudios endoscópicos»).

¿CUÁL ES SU TRATAMIENTO?

La mayoría de los pacientes con enfermedad intestinal pueden necesitar cuidados médicos durante mucho tiempo, con visitas regulares para controlar los síntomas y el tratamiento. Existen fármacos que mejoran la enfermedad inflamatoria intestinal y que se utilizan en los episodios agudos y en las remisiones para mantener estable los síntomas de la enfermedad. Los más habituales son:

- *Sulfasalazina*: pertenece a un grupo de fármacos conocidos como 5-ASA. La sulfasalazina es la más utilizada dentro de este grupo y puede ser empleada todo el tiempo que sea necesaria. Puede utilizarse junto con otros medicamentos. Los efectos secundarios que produce son náuseas, vómitos, acidez, diarrea y cefalea. Si aparecen estos síntomas debe consultarlo con su médico.
- *Glucocorticoides*: los pacientes con enfermedad grave o que no evolucionan favorablemente con los fármacos 5-ASA pueden ser tratados con corticoides. La *prednisona* y la *hidrocortisona* son dos de los corticoides usados más habitualmente para reducir la inflamación. Se pueden suministrar de diversas maneras según las necesidades del paciente: en forma oral, intravenosa o a través de enemas o supositorios, dependiendo de la localización de la inflamación, ya que al emplearlos a nivel local pueden ser muy útiles. Los efectos adversos de los corticoides son significativos: aumento de peso, acné, hirsutismo facial, hipertensión, cambios en el estado de ánimo, e incremento de los riesgos de infecciones, etc. Nunca debe tomarse estos fármacos sin control, por lo que los médicos vigilan cuidadosamente a los pacientes que toman corticoides.
- *Inmunosupresores*: como se sabe que las enfermedades inflamatorias intestinales tienen un componente inmu-

nológico, los agentes inmunosupresores actúan bloqueando la reacción inmune que contribuye a la inflamación. Los inmunosupresores mejoran notablemente los síntomas de la enfermedad. Estos fármacos son difíciles de manejar, son mal tolerados y pueden presentar problemas serios, por lo que su uso es siempre bajo estricto control médico. Alguno de los efectos adversos son náuseas, vómitos, diarrea y menor resistencia a las infecciones. Cuando los pacientes son tratados con una combinación de corticoides e inmunosupresores, la dosis de corticoides puede disminuirse. Algunos estudios sugieren que los inmunosupresores pueden potenciar la efectividad de los corticoides.

Se emplean otros medicamentos para paliar ciertos síntomas que aparecen en la enfermedad: relajar al paciente, para aliviar el dolor, la diarrea o controlar las infecciones.

El soporte emocional y psicológico es importante. Es una enfermedad dura que cambia el estilo de vida del paciente porque en algunos momentos puede ser muy limitante y se puede requerir el ingreso hospitalario. Por este motivo, es importante que el médico mantenga una actitud de diálogo y que explique claramente al enfermo la situación y que atienda las dudas que pueden surgirle.

Cirugía

Un porcentaje de pacientes con enfermedad inflamatoria intestinal pueden requerir de la cirugía en algún momento de su enfermedad porque surjan complicaciones como una hemorragia masiva, enfermedad grave, perforación del colon o riesgo de cáncer. En ciertos momentos el médico puede optar por la cirugía porque en la colitis ulcerosa, al extenderse de manera continua por el colon, la resección del segmento afectado resultar incluso curativa. La cirugía es en sí misma muy agresiva ya que es necesario cortar esa zona del intestino y unirla. Al final queda un orificio con salida a la piel donde se coloca una bolsa en la que se recogen las heces. Esta operación se efectúa en dos etapas. Una alternativa es la *ileostomía continente*. Se crea un receptáculo en el interior del paciente que va recogiendo las heces. El paciente debe llevar una bolsa externa solamente durante los primeros meses posteriores a la operación. Sin embargo, esta técnica no está exenta de complicaciones que deben explicarse debidamente al enfermo. Existen varias técnicas y ninguna de ellas es apropiada para todos los pacientes. Siempre se debe valorar según la gravedad de la enfermedad y la psicología de cada enfermo. La mayoría de los pacientes se deprimen cuando requieren de la cirugía, sin embargo hay que explicarles que, en el caso de la colitis ulcerosa, ésta puede ser curativa. Con esta perspectiva el paciente afronta la enfermedad con esperanzas.

La alimentación en las enfermedades inflamatorias intestinales

Ninguna dieta especial ha demostrado ser efectiva en la prevención o tratamiento de esta enfermedad.

Algunos pacientes encuentran que sus síntomas pueden empeorar con leche, alcohol, especias picantes o fibra. Los pacientes están predispuestos a seguir una dieta nutritiva y evitar alimentos que parecen empeorar los síntomas. Pero no existen reglas consistentes.

El enfermo solo debe tomar suplementos vitamínicos bajo indicación médica.

Enfermedad inflamatoria intestinal y embarazo

¿SE PUEDE QUEDAR EMBARAZADA UNA PACIENTE CON ENFERMEDAD INFLAMATORIA INTESTINAL?

El pronóstico de la madre y del niño es bueno aunque pueda parecer lo contrario. La mayoría de los niños no presentan ningún problema cuando nacen. Durante el embarazo se pueden producir exacerbaciones de la enfermedad y emplearse los mismos fármacos. No obstante, las mujeres con enfermedad de Crohn deben discutir la cuestión con su médico antes del embarazo.

PRONÓSTICO

Como vimos anteriormente, la enfermedad evoluciona en brotes. Existen períodos de remisión importantes pero la mayoría de las veces aparecen crisis agudas que pueden necesitar incluso de hospitalización. No es posible predecir cuándo ocurrirá una remisión o cuándo volverán los síntomas. Las complicaciones, los riesgos de neoplasia, las limitaciones que producen los síntomas de la enfermedad, los efectos secundarios de la medicación y lo limitante de los síntomas en las crisis hace que sean enfermedades que requieren una gran atención médica a todos los niveles. Si padece enfermedad inflamatoria intestinal no dude en consultar con su médico y no se quede con ninguna duda.

SÍNDROME DEL INTESTINO IRRITABLE

Es una afectación intestinal frecuente, aunque no siempre se emplea el término correctamente. Suele ser más habitual en mujeres que en hombres. Existe la creencia de que el estrés es la causa de este proceso patológico. Aunque se ha demostrado que en los enfermos con síndrome del intestino irritable el estrés lo reagudiza no se ha demostrado que sea el agente etiológico.

Es habitual que muchas personas se «autodiagnostiquen» con esta enfermedad porque sufren molestias abdominales como distensión, malestar tras las comidas, pesadez de estómago, acidez, etc. Muchos procesos abdominales presentan síntomas similares pero no son un síndrome del intestino irritable:

- Trastornos ginecológicos como la endometriosis.
- Trastornos psiquiátricos como la depresión o la somatización.
- Enfermedad inflamatoria intestinal.
- Infecciones parasitarias.

- Mala absorción intestinal

Por este motivo existen unos criterios que definen el síndrome de intestino irritable. Son:

- Dolor o molestia abdominal que disminuye con la defecación.
- Modificaciones en la frecuencia y en la consistencia de las heces.
- Sensación de evacuación incompleta.
- Moco en las heces.

Gran parte de los pacientes con síndrome del intestino irritable presentan otras alteraciones en otras regiones anatómicas como: dolor torácico (no cardíaco), dificultad al tragar, fatiga, molestias del sistema urinario y ginecológicas.

El síndrome del intestino irritable no amenaza la vida del paciente pero sí deteriora su calidad de vida. En muchas ocasiones produce frustración en el enfermo y en el médico, ya que este último no puede aportar las soluciones que desearía.

¿Por qué se produce el síndrome del intestino irritable? Factores de riesgo

No se ha podido encontrar una causa concreta que lo produzca por lo que se define como «enfermedad funcional». Esto quiere decir que no hay alteraciones en la estructura anatómica del intestino que justifiquen la enfermedad. Se piensa que son alteraciones a nivel de la sensibilidad y de la motilidad del intestino (la motilidad es el movimiento que presenta el intestino). Probablemente se trate de una alteración en la percepción del dolor por parte del paciente.

¿Cuál es su diagnóstico?

Lo más importante para llegar a diagnosticar un síndrome de intestino irritable, es excluir otras causas. Por este motivo es fundamental realizar una historia clínica detallada y una exploración física exhaustiva. Las pruebas que irá solicitando el médico serán para descartar otros procesos y dependerá de los síntomas que presente cada uno de los pacientes, de la intensidad de los mismos, de la edad, etc. Por tanto, se dice que el diagnóstico del *síndrome de intestino irritable* es de exclusión. Cuando se desechan otras causas se puede considerar que el paciente presenta dicha enfermedad.

¿Cuál es su tratamiento?

En todas las enfermedades es necesario que exista una buena relación médico-paciente, pero en el síndrome del intestino irritable es especialmente importante porque se trata de una enfermedad con molestias crónicas y que el médico no va a poder remediar en su totalidad. Es necesario que el enfermo conozca su enfermedad y que tome junto con el médico las decisiones para el tratamiento.

Es fundamental que el enfermo sepa:

- Que es una enfermedad completamente benigna y que no presenta a largo plazo ninguna complicación grave.
- Que no tiene cura, pero que pueden mejorar los síntomas de forma significativa.
- Que pueden producirse aumento de los síntomas con el estrés.

Las recomendaciones que pueden realizarse a los pacientes con síndrome de intestino irritable son:

- Evitar los alimentos que producen gas, como, por ejemplo, las legumbres.
- Evitar la cafeína.
- Evitar los productos lácteos.
- Evitar los fármacos o los alimentos que contienen mucho sorbitol o fructosa.
- Se recomienda consumir fibra; esto es más beneficioso cuando el paciente presenta estreñimiento.

Algunos pacientes mejoran considerablemente con estas sencillas recomendaciones, otros no y suelen requerir la administración de fármacos que ayuden a mejorar los síntomas. Se emplean antidepresivos, espasmolíticos, etc. Siempre deben ser prescritos por un médico y nunca debe el paciente automedicarse.

ENFERMEDAD DIVERTICULAR

¿Qué es la enfermedad diverticular del intestino?

Los divertículos son herniaciones de la pared del intestino y se pueden producir tanto en el intestino delgado como en el intestino grueso. La herniación puede ser de todas las capas del intestino o de una sola. Los divertículos que se tienen desde el nacimiento suelen ser de todas las capas de la pared intestinal, los que se adquieren suelen ser de la mucosa.

Los divertículos en sí mismos no presentan síntomas, los síntomas aparecen con las complicaciones.

Divertículos del intestino delgado

- **Divertículos duodenales:** suelen ser hallazgos casuales, ya que no presentan ninguna sintomatología específica. Si aparecen complicaciones, *diverticulitis aguda*, el paciente presenta:

  - Dolor abdominal.
  - Fiebre.
  - Hemorragias gastrointestinales.

- **Divertículos yeyunales múltiples:** en los diverticulos yeyunales se suele producir sobrecrecimiento bacteriano y esto puede ser la causa de que se produzca un síndrome de mala absorción de la vitamina B_{12} pues es el lugar donde se absorbe.

- **Divertículo de Meckel:** es un tipo especial de divertículo que aparece desde el nacimiento porque no se cierra correctamente un conducto embrionario. Suele ser asintomático y en muchas ocasiones se descubre en las autopsias. Si aparecen síntomas son: hemorragia, inflamación y obstrucción. Si se llegan a producir las complicaciones el tratamiento consiste en la extirpación quirúrgica.

Divertículos del colon

Aparecen con la edad y son muy frecuentes en personas mayores. La mayoría de las veces se descubren de manera casual al realizar una colonoscopis por otros motivos.

Las complicaciones más frecuentes son:

- Inflamación aguda del divertículo: *diverticulitis.*
- Inflamación crónica del divertículo.
- Hemorragia.

La inflamación del divertículo se conoce con el nombre de *diverticulosis.* La diverticulosis se produce cuando se obstruye el divertículo. La gravedad depende del proceso en sí. En algunas ocasiones parece que remite espontáneamente y en otros casos puede ser necesaria la cirugía porque se llega a producir una perforación de la pared intestinal con infección grave del enfermo o porque aparecen muchas veces estos procesos.

El tratamiento habitual consiste en dejar al paciente a dieta para realizar reposo intestinal, añadir líquidos y antibióticos para evitar la infección.

APENDICITIS: UNA URGENCIA MÉDICA

La apendicitis aguda es una urgencia médica que requiere una intervención quirúrgica urgente. Se produce una inflamación del apéndice que, como su propio nombre indica, es

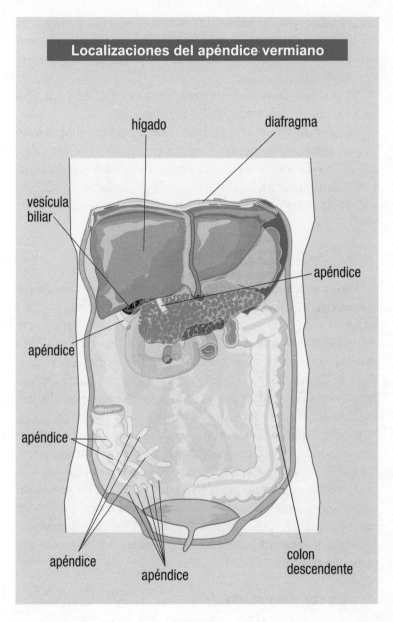

Localizaciones del apéndice vermiano

hígado

diafragma

vesícula biliar

apéndice

apéndice

apéndice

apéndice

apéndice

colon descendente

Diferentes localizaciones donde puede encontrarse el apéndice vermiano. Se consideran variaciones de la normalidad.

un apéndice situado habitualmente en el extremo derecho del colon. Ésta es su localización anatómica más habitual, pero existen variantes de la normalidad y se puede situar en diversas localizaciones.

Esto puede suponer un problema en el diagnóstico, al encontrarse el dolor en una localización atípica.

La apendicitis aguda puede suceder a cualquier edad pero es más frecuente en gente joven, en el segundo y tercer decenio de la vida. Es tan frecuente en hombres como en mujeres.

En la actualidad, ha disminuido la mortalidad de los episodios de apendicitis aguda, gracias a los avances de la cirugía y al menor número de infecciones.

¿Cuál es su causa?

Hasta hace relativamente poco tiempo, se pensaba que la apendicitis se producía por una obstrucción de luz, sin embargo, aunque en ocasiones se observa dicha obstrucción, estudios recientes han demostrado que el proceso comienza con una ulceración en la mucosa. El motivo por el cual se produce la ulceración no ha sido establecido. Las bacterias van invadiendo la pared de este apéndice formándose un absceso localizado. Si no se remedia a tiempo, la infección progresa, se produce gangrena y perforación de la pared intestinal. De este modo la infección se extiende por todo el organismo. Como se observa se trata de un proceso *agudo*, los dolores abdominales de semanas o meses de evolución no suelen ser apendicitis. Sin embargo, sí está demostrado que existen los episodios de apendicitis recidivante, en los que el episodio inflamatorio es autolimitado: se resuelve pero se repite a lo largo del tiempo.

¿Cuáles son sus síntomas?

El síntoma más importante es el *dolor*. Se trata de un dolor de intensidad variable y que incluso puede no despertar a algunos pacientes. Su localización no siempre está clara. El dolor en estas primeras horas es de tipo cólico (va y viene) y el paciente tiene la sensación de que puede desaparecer con la defecación y la expulsión de gases. Pero no es así y el enfermo no percibe alivio. Lo más frecuente es que se localice en la fosa ilíaca derecha, pero puede presentarse en regiones periumbilicales, en la zona epigástrica, etc. A medida que el cuadro progresa, el dolor aumenta en intensidad y comienza a localizarse de un modo más claro en la fosa ilíaca derecha.

El enfermo con apendicitis sufre una gran *anorexia* (falta de apetito), y este signo es tan característico que si no es así, el diagnóstico pudiera ser muy cuestionable. Las *náuseas* y los *vómitos* son muy frecuentes aunque no son muy intensos ni prolongados. La fiebre no es excesivamente alta y si es superior a 38,5° hay que pensar en la posibilidad de que se haya producido una perforación.

Diagnóstico de la apendicitis aguda: pruebas complementarias

Lo más importante es la clínica que presenta el paciente, porque ningún dato es por sí mismo completamente concluyente. En *el análisis* encontramos:

- **Leucocitos elevados:** existe una leucocitosis (no muy significativa) entre 10.000-18.000 *leucocitos*. Si no están elevados no podemos excluir la apendicitis y si son mayores de 20.000 hay que sospechar que se haya producido la perforación.
- **Orina:** es muy importante realizar un análisis de la orina para excluir otras enfermedades.

Las pruebas radiológicas no son concluyentes y de hecho no tienen porqué realizarse cuando se sospecha de apendicitis aguda.

En muchas ocasiones el diagnóstico de absoluta certeza se realiza en el quirófano (confirmándolo cuando existe la apendicitis y descartándolo cuando el cirujano observa que el apéndice está intacto). Sin embargo, las consecuencias de una apendicitis avanzada son tan graves que justifica operar sin dilación, aunque por ello en más de una ocasión el enfermo no presente apendicitis.

¿Cuál es su tratamiento?

En muchas ocasiones, el paciente que se encuentra muy afectado con el dolor y los síntomas acompañantes, puede percibir de manera errónea una dejadez por parte del médico que le atiende. Ve que no recibe analgésicos, que cada vez se siente peor y que lo único que hace el equipo médico es observar. Esto es así porque no se debe enmascarar el dolor de una supuesta apendicitis, pues, como ya hemos visto, es el mejor dato para llegar al diagnóstico y decidir la operación quirúrgica. La observación de la evolución del dolor es el dato fundamental para decidir o no la pertinencia del tratamiento quirúrgico.

La operación no resulta complicada para un cirujano experto. Cuanto menos evolucionada esté la apendicitis menos complicaciones existirán, sobre todo a nivel infeccioso.

OBSTRUCCIÓN INTESTINAL

Como su propio nombre indica, la obstrucción intestinal es una interrupción del tránsito intestinal que se ve bloqueado en algún punto de su trayecto.

Las causas son diversas y se dividen en dos: *causas mecánicas y no mecánicas*. Las causas mecánicas son aquellas que impiden que pase el tránsito intestinal por motivos físicos. Se dividen en:

- **Lesiones extrínsecas al intestino:** como hernias o bridas (son cicatrices que se producen tras la cirugía).
- **Lesiones intrínsecas a la pared del intestino:** suelen ser carcinomas, divertículos, etc.

- **Oclusión de la luz:** por cálculos o invaginaciones.

Las causas no mecánicas consisten en alteraciones de las uniones neuromusculares. Se produce una falta de estímulo a este nivel para lograr la progresión del tránsito intestinal.

¿Cuáles son sus síntomas?

Hay que diferenciar dos partes: la obstrucción del intestino delgado y la obstrucción del intestino grueso.

- **Obstrucción de intestino delgado:** se produce un dolor en el mesogastrio, que es más intenso cuanto más alta sea la obstrucción. El dolor no es demasiado continuo. El enfermo se encuentra relativamente bien entre los intervalos de dolor. Aparecen vómitos. Si la obstrucción es completa, se produce estreñimiento y el paciente no logra ventosear.
- **Obstrucción mecánica del colon:** produce dolor pero de menor intensidad que el que se observa en el dolor de intestino delgado. Se produce el estreñimiento de manera progresiva hasta que el paciente es incluso incapaz de expulsar aire.

Tanto en la obstrucción de intestino delgado como en la de intestino grueso el paciente sufre *distensión abdominal.* A la palpación el paciente no refiere excesivo dolor y la temperatura no es muy elevada.

¿Cómo se diagnostica?

La clínica y la exploración del paciente hacen que el médico sospeche que se está produciendo dicha obstrucción.

El *análisis* nos muestra que existe un aumento de los leucocitos (*leucocitosis*).

La *pruebas radiológicas* son fundamentales, pero no siempre dan el diagnóstico en el 100 por 100 de los casos e incluso pueden conducir a error.

En la *obstrucción de intestino delgado* existen imágenes muy fiables en las que se observan las asas llenas de aire y líquido y se disponen en forma de «escalera», pero no aparece de una forma tan clara en todos los casos. En la *obstrucción de intestino grueso* la distensión de gas y su cúmulo se limita al colon.

¿Cuál es su tratamiento?

Es necesaria la intervención quirúrgica, pero preparando previamente al paciente. Hay que reponer líquidos y electrolitos y hay que pasar un tratamiento antibiótico.

La demora no puede ser excesiva ya que las complicaciones y la evolución de la enfermedad pueden ser muy graves. En el caso de la obstrucción de intestino grueso puede intentarse el tratamiento médico.

LA DIARREA: UNA MOLESTA ENFERMEDAD

¿Qué es la diarrea?

El paciente con diarrea sufre una alteración en su ritmo intestinal, con heces líquidas más de tres veces al día. Las diarreas suelen ser autolimitadas y no duran más de uno o dos días. Si se prolonga excesivamente puede tener consecuencias serias, especialmente en niños y ancianos que sufren *deshidratación,* una pérdida excesiva de líquidos y electrolitos. Esto obliga en determinadas ocasiones a hospitalizar al paciente.

¿Cuáles son sus causas?

La diarrea puede ser ocasionada por un problema infeccioso o puede ser un signo de otras enfermedades intestinales, como la enfermedad inflamatoria intestinal.

Las infecciones que con mayor frecuencia producen diarrea se dividen en bacterianas, víricas y parasitarias.

- **Infecciones bacterianas:** las bacterias entran en el interior del organismo a través del agua y de los alimentos. Las más frecuentes son: *Salmonella, Campylobacter, Escherichia coli,* etc.
- **Infecciones virales:** los virus son capaces de producir diarreas importantes como el *rotavirus, adenovirus,* etc.
- **Parásitos intestinales:** los parásitos son una causa importante de diarrea; existen muchos parásitos que la producen. Los más frecuentes son *Giardia lamblia, Entamoeba histolytica,* etc.

Intolerancias alimentaria: ciertas personas no tienen las enzimas que digieren ciertos alimentos, como por ejemplo la lactosa, cuando consumen dicho alimento sufren diarreas importantes.

Reacción a medicamentos: puede suponer un efecto secundario de ciertos fármacos como antibióticos o puede tratarse de cierta intolerancia personal a algunos compuestos que acompañan al principio activo de los fármacos.

Enfermedades intestinales: como enfermedad inflamatoria intestinal (EII) o enfermedad celíaca, que entre sus síntomas presentan diarrea.

Efecto secundario de la cirugía: tras la cirugía gástrica se puede producir diarrea como consecuencia del aumento en el ritmo intestinal.

Causas desconocida: en algunas ocasiones no se llega a aclarar el motivo que ha producido la diarrea. Si el episodio es autolimitado y no tiene mayores consecuencias no es necesario buscar la causa.

¿Cuáles son sus síntomas?

Además de las heces líquidas varias veces al día, la diarrea se puede acompañar de:

- Dolor abdominal.
- Náusea y vómitos.

- Necesidad urgente de evacuar sin poder contener el contenido intestinal.
- Fiebre y sangre en las heces. Estos signos aparecen en las diarreas de causa infecciosa, aunque también pueden verse en la enfermedad inflamatoria intestinal.

¿Cuál es su tratamiento?

Lo más importante es la reposición de líquido y electrolitos que pueden faltar tras una diarrea prolongada. Como vimos anteriormente, esto resulta especialmente importante en niños y ancianos. Para mantener la hidratación se debe beber agua con ciertos electrolitos; si el paciente no tolera la ingesta hídrica será necesario poner un suero intravenoso en el hospital.

Si la causa de la diarrea es la infección, no suele ser necesario el tratamiento antibiótico, puede llegar a pautarse si es muy grave y no evoluciona favorablemente.

La dieta se debe ir reintroduciendo progresivamente con alimentos suaves como el arroz, verduras y pollo.

Los fármacos antidiarreicos suelen ser útiles y muy socorridos en situaciones comprometidas como los viajes. Sin embargo, no se debe abusar de ellos sobre todo si la causa es infecciosa ya que la propia diarrea es el remedio para expulsar las bacterias o parásitos fuera del intestino.

Tipos especiales de diarrea

DIARREA EN NIÑOS

La diarrea más frecuente en niños se produce por rotavirus. Puede durar de cinco a ocho días y lo más importante es mantener los líquidos para evitar la deshidratación, ya que es el problema más importante en los niños. Los padres deben conocer los síntomas de deshidratación:

- Sed.

- Micción menos frecuente.
- Piel seca.
- Fatiga.
- Cansancio.
- Sequedad de boca y lengua.

En los niños son síntomas graves de diarrea, que pueden requerir la asistencia médica:

- Heces con pus o sangre o heces negras.
- Temperatura superior a 39 °C.
- Falta de mejoría pasadas 24 horas.

DIARREA DEL VIAJERO

Se conoce como *diarrea del viajero* a la que se produce cuando se consumen el agua y los alimentos de otros lugares que pueden contener virus, parásitos o bacterias. Es más frecuente cuando se viaja a países en vía de desarrollo. Para evitarla se deben tomar las siguientes medidas:

- No beber agua sin embotellar, ni siquiera cuando se cepille los dientes.
- No beba leche o productos lácteos sin pasteurizar.
- No utilice hielo hecho con agua corriente.
- Evite vegetales y frutas crudas (incluyendo lechuga y ensalada de frutas), a menos que puedan pelarse y las pele usted mismo.
- No consuma carnes o pescados crudos.
- Evite el marisco.

TENIASIS Y CISTICERCOSIS

Las conocidas «solitarias» son tenias, gusanos segmentados. Se encuentran en forma adulta dentro del hombre produciendo síntomas muy larvados.

¿En qué consiste la enfermedad?

El hombre puede ser el hospedador definitivo de la enfermedad, es decir, que en él se encuentre el gusano adulto, donde se reproducirá, se generarán los huevos y se podrá infectar a otros seres vivos.

El gusano se adhiere a la mucosa intestinal mediante unas ventosas o unos surcos de succión. Después se van generando segmentos independientes que se conocen con el nombre de proglótides. Éstas se forman desde el cuello y están unidas entre sí. De esta manera, la tenia puede llegar a medir varios metros (una tenia puede estar constituida por más de 1.000 proglótides). Las proglótides, cuando maduran, generan huevos que son expulsados por las heces. Si otro hospedador ingiere el huevo, éste se transformará en una oncosfera que atravesará la mucosa intestinal. Pueden emigrar a otros tejidos formando el cisticerco. Si otro animal ingiere el cisticerco, este cisticerco se podrá transformar en tenia adulta y se completará el ciclo.

Tipos de tenias

En el ser humano pueden vivir dos tipos de tenias muy similares: *Taenia saginata*, que es propia de la vaca, y *Taenia solium*, transmitida por el cerdo. Las dos pueden habitar en el intestino del hombre como gusano adulto dando síntomas muy inespecíficos. El paciente suele darse cuenta porque ve en las heces restos de proglótides. Las molestias son muy inespecíficas (falta de apetito, molestias difusas, pérdida de peso, etc.).

Sin embargo, con la tenia del cerdo, pude producirse otra enfermedad totalmente distinta que es la cisticercosis. El hombre puede ingerir los huevos en alimentos contaminados por heces o por autoingesta si se encuentra infectado por una tenia adulta. Estos huevos van a otros tejido produciendo quistes conocidos como cisticercos. Estos quiste producen dos respuestas: locales por inflamación   y por ocupación del espacio en el tejido correspondiente. Es muy importante el diagnóstico para realizar un tratamiento eficaz.

¿Cómo se adquieren las tenias?

El mecanismo fundamental es el consumo de carne cruda donde se encuentran los quistes que una vez en el interior del cuerpo se transformarán en gusano adulto.

Las tenias se encuentran por todo el mundo pero existe una gran prevalencia en África subsahariana, en Oriente Medio, Europa y Sudamérica.

¿Cuál es su tratamiento?

El tratamiento es con pracicuantel, con una sola dosis. En la cisticercosis se puede requerir cirugía o medidas locales de la lesión.

RECUERDE

● La tenia es una enfermedad parasitaria donde el hombre es el hospedador definitivo, por lo que vive en él el gusano adulto.

● Existen dos tipos de tenias: la que procede de la vaca (*T. saginata*) y la que procede del cerdo (*T. solium*).

● La tenia puede medir varios metros y vive en el intestino del hombre.

● El modo más frecuente de adquirirla es mediante la ingesta de carne poco cocinada que contiene quistes de tenia. También puede ser mediante la ingesta directa de huevos.

● El hombre ingiere carne poco hecha con quistes y en el intestino se transforma en tenia adulta. Si se consumen los huevos podrán producirse quistes en diferentes tejidos de nuestros órganos. Esta enfermedad se conoce con el nombre de cisticercosis.

● La distribución de la tenia es a nivel mundial.

CUESTIONARIO

1. ¿Cómo se ha conocido habitualmente a la teniasis?
a) Parasitosis.
b) Solitaria.
c) Gusano.

2. ¿Desde qué animales puede infectarse el hombre?
a) Desde la vaca.
b) Desde el cerdo.
c) Desde ambos.

3. ¿Qué enfermedades produce la tenia?
a) La teniasis solamente.
b) La de la vaca, solamente la teniasis.
c) Siempre teniasis y cisticercosis.

4. ¿Cómo se suele adquirir la tenia?
a) Lo más frecuente es mediante la ingesta de carne poco cocinada infectada de quistes.
b) Mediante la ingesta de huevos es la *T. solium*.
c) Ambas son correctas.

5. ¿Cuáles son los síntomas más frecuentes de la teniasis?
a) El paciente puede no tener ningún síntoma.
b) El paciente puede tener molestias abdominales inespecíficas, pérdida de apetito y pérdida de peso.
c) Ambas son correctas.

6. ¿Cómo suele darse cuenta alguien de que tiene una teniasis?
a) Por dolor.
b) Porque se hace una revisión porque ha comido carne cruda.
c) Porque observa los proglótides en las heces.

7. **¿Qué es la cisticercosis?**
   a) Quistes de tenia que se encuentran en diferentes tejidos.
   b) Una sobreinfección de la teniasis.
   c) No existe.

8. **¿Cómo se adquiere la cisticercosis?**
   a) Por el consumo de huevos de la tenia del cerdo.
   b) Por la ingesta de carne poco hecha.
   c) Ambas.

9. **¿Cuál es el tratamiento de la teniasis?**
   a) No hay tratamiento.
   b) Una dosis única de prazicuantel.
   c) La cirugía.

10. **¿Cuál es el tratamiento de la cisticercosis?**
    a) Hay veces que requiere cirugía.
    b) No hay tratamiento.
    c) Antibiótico.

PROBLEMAS ANORRECTALES

Hemorroides

¿QUÉ SON LAS HEMORROIDES?

Suponen una de las afecciones digestivas más frecuentes y de las más molestas para el paciente. Sin embargo, no amenazan la vida del enfermo. La intensidad de los síntomas varía mucho de un paciente a otro, y muchas personas tiene hemorroides y no presenta ningún síntoma. Las hemorroides son tan comunes en hombres como en mujeres. Casi la mitad de la población padece hemorroides a los 50 años.

Las hemorroides son venas del plexo venoso hemorroidal (interno y externo) que se encuentran alrededor del ano y la porción inferior del recto. Esto hace que las hemorroides se dividan en:

- Hemorroides internas: se localizan dentro del ano.
- Hemorroides externas: sobresalen por el agujero anal.

Estas venas se dilatan por la presión. El incremento de la presión y la dilatación se produce por el esfuerzo para mover el intestino. Otros factores que contribuyen a que se produzcan hemorroides son:

- **El embarazo:** las hemorroides son comunes durante el embarazo. La presión que ejerce el feto en el abdomen, así como los cambios hormonales, ocasionan una dilatación de los vasos venosos. El plexo hemorroidal también se ve sometido a altas presiones durante el parto. Las hemorroides que se producen durante el parto representan un problema temporal.
- **Factores genéticos.**
- **El envejecimiento.**
- **El estreñimiento o diarrea crónicas.**

¿Cuáles son sus síntomas?

Los síntomas son similares a otras complicaciones ano-rrectales como fisuras, fístulas, abscesos, irritación o picor anal; pueden desaparecer al cabo de unos días y varía la intensidad según el enfermo.

HEMORROIDES EXTERNAS

Los síntomas de las hemorroides externas incluyen:

- Dolor.
- Hinchazón dolorosa alrededor del ano que dificulta la defecación.
- Las hemorroides pueden trombosarse; en esta situación aumenta el dolor.

HEMORROIDES INTERNAS

El dolor no es el síntoma más frecuente de las hemorroides internas. El paciente nota la presencia de sangre roja y brillante cubriendo la material fecal, o sobre el papel higiénico o en el inodoro. Las hemorroides internas pueden salir a través del orificio anal en esta situación se conocen como *hemorroides prolapsadas*.

¿Cómo se diagnostica?

Como el sangrado rectal suele ser el síntoma más frecuente, es importante que el médico realice una inspección exhaustiva de la zona ya que este síntoma no es exclusivo de las hemorroides y aparece en otras enfermedades. Para esto, es necesario que el médico efectúe un *tacto rectal*. Para examinar las hemorroides internas es necesario realizar una rectoscopia.

¿Cuál es su tratamiento?

Es necesario realizar un tratamiento médico para aliviar los síntomas. Las recomendaciones eficaces son:

- Baños de asiento varias veces al día con agua templada durante alrededor de 10 minutos.
- Cuando la inflamación es muy aguda se puede utilizar una bolsa de hielo que reduce dicha inflamación.
- Existen cremas hemorroidales o supositorios que pueden aplicarse en la zona afectada.
- Medidas contra el estreñimiento para disminuir la presión que aumenta las hemorroides; se puede recomendar el incremento de las fibras y los líquidos en la dieta que producen heces blandas. La fibra se encuentra en las frutas, vegetales y cereales integrales.

En algunas ocasiones es necesario tratar las hemorroides quirúrgicamente. Estos métodos son usados para disminuir y destruir el tejido hemorroidal y son ejecutados bajo anestesia. Las técnicas empleadas son:

- **Ligadura elástica.** Una banda elástica es colocada en la base de la hemorroide dentro del recto. La banda detiene la circulación y la hemorroide se seca y cae al cabo de unos días.
- **Escleroterapia.** Se inyecta una solución química alrededor de los vasos venosos para así reducir y secar la hemorroide.
- **Hemorroidectomía.** Puede ser necesario extirpar las hemorroides severas o muy dilatadas, interna o externas. Éste es el mejor método para la cura definitiva de las hemorroides.

Otro modo de hacerlo es quemar el tejido hemorroidal mediante ciertas técnicas como:

Termocoagulación eléctrica o mediante láser (coagulación láser) o luz infrarroja (fotocoagulación infrarroja).

Crioterapia: mediante la aplicación de un gas congelante en la zona se quema la hemorroide.

Prevención de las hemorroides

La mejor manera de prevenir las hemorroides es evitar el estreñimiento. Para ello es muy importante una dieta que contenga abundante fibra y líquidos; el ejercicio, como caminar, evitan esta complicación.

INFLAMACIÓN ANAL

Las inflamaciones anales pueden ser primarias o secundarias a otra enfermedad (como sucede en la enfermedad inflamatoria intestinal).

- **La fisura anal:** se trata de erosiones y ulceraciones muy superficiales que se curan rápidamente con tratamiento médico.
- **La úlcera anal:** son muy dolorosas por el espasmo que sufre el ano. Se suelen producir hemorragias (al igual que en la fisura).
- **La fístula:** es un trayecto que comunica el recto con la piel, en muchas ocasiones es difícil observar la luz de la fístula. También se pueden producir fístulas entre el recto y la vagina o el recto y la vejiga. Es necesario recurrir a la cirugía.
- **Abscesos perirrectales.**

TUMORES DEL INTESTINO

Tumores del intestino delgado

Por desgracia, los procesos tumorales pueden aparecer en cualquier localización de la anatomía.

Los tumores de intestino delgado no son excesivamente frecuentes pero pueden aparecer. Suelen diagnosticarse tardíamente, lo que empeora el pronóstico.

Dentro de los diferentes tumores del intestino delgado tenemos:

- **Tumores benignos:** pueden dar síntomas de dolor, obstrucción intestinal o hemorragia. Los más frecuentes son:

  —**Adenomas:** de las glándulas que hay en la mucosa del intestino delgado.

  —**Leiomiomas:** son tumores de las zonas musculares del intestino.

  —**Lipomas:** son tumoraciones de tejido graso.

  —**Angiomas:** tumores benignos de los vasos que irrigan el intestino.

- **Tumores malignos:** son muy poco frecuentes. Suelen dar síntomas de cansancio, pérdida de peso, falta de apetito, hemorragia, etc. En algunas ocasiones se puede palpar una masa abdominal. Los más frecuentes son:

  —**Adenocarcinomas:** son los más frecuentes del intestino delgado. Aparecen en la zona más cercana del duodeno al yeyuno. Producen úlceras, hemorragias y obstrucción. El diagnóstico se realiza mediante endoscopia y toma de biopsia y el único tratamiento posible es la cirugía.

  —**Linfomas:** los ganglios linfáticos y las cadenas ganglionares pueden afectarse de un linfoma que puede surgir directamente aquí o ser extensión de un linfoma que sucede en otra localización anatómica.

  —**Leiomisarcoma:** es el tumor maligno que se desarrolla en las capas musculares de la pared del intestino.

En todos los casos se diagnostican mediante endoscopia y con la toma de biopsia y la cura se efectúa mediante la cirugía, con tratamientos coadyuvantes como la quimioterapia o la radioterapia.

Tumores del intestino grueso. Cáncer de colón

El cáncer de colon es uno de los tumores más frecuentes y aparece usualmente en personas mayores de 50 años.

No existe ninguna zona del colon en la que no se pueda desarrollar una neoplasia y, aunque es un cáncer frecuente en ambos sexos, en mujeres aparece el de colon y en hombres el de recto (conocido como cáncer colorrectal). Es más habitual en países desarrollados (en esto puede influir que las personas de estas culturas tienen una esperanza de vida superior y también el tipo de nutrición).

El cáncer de colon suele producirse desde pólipos que se forman en la mucosa del intestino. Según el tipo de pólipo y de sus características existe mayor probabilidad de que se transforme en un proceso maligno.

Existen dos tipos de pólipos:

- **Pólipos tubulares.**
- **Adenomas vellosos:** es más habitual que se transformen en malignos.

Según las características del pólipo, la probabilidad de que aparezca un cáncer está en relación con:

- **El tamaño:** los pólipos mayores de 2 cm presentan mayor riesgo de transformarse en cáncer.
- **Tiempo de evolución del pólipo:** la transformación a cáncer sucede entre los 5-10 años del desarrollo del pólipo excepto en algunas enfermedades hereditarias en las que dicha evolución es mucho más precoz.

FACTORES DE RIESGO DEL CÁNCER DE COLON
¿QUÉ CAUSAS DETERMINAN LA APARICIÓN
DE UN CÁNCER DE COLON?

Se han estudiado varios factores de riesgo por los que sabemos se puede desarrollar un cáncer.

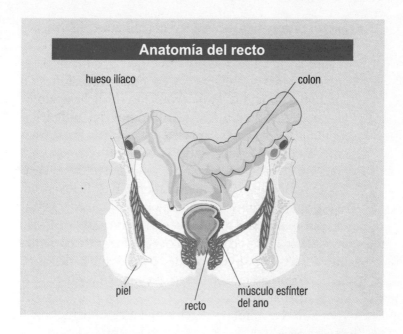

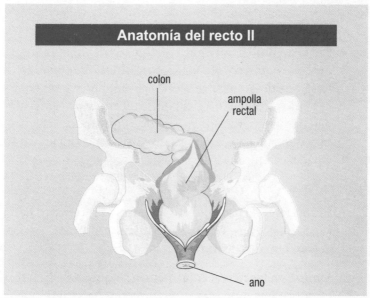

Anatomía del recto. Ano.

- **Factores genéticos:** existen determinadas enfermedades hereditarias que predisponen a la aparición de cáncer de colon. Los mecanismos que producen estas enfermedades son diversos y en algunas ocasiones no son bien conocidos. En la evolución de dichas patologías se desarrollan numerosos pólipos que potencialmente pueden transformarse en un cáncer. Entre estas enfermedades se encuentra la *poliposis adenomatosa familiar*. El paciente con esta enfermedad presenta cientos de pólipos en el colon que aparecen en la juventud. Si esos pólipos no se controlan por un médico y se tratan puede desarrollarse cáncer de colon antes de los 40 años de edad. Sin embargo, los familiares de pacientes que desarrollan un cáncer de colon después de los 60 años no poseen mayor riesgo que la población general de desarrollarlo.

- **Alcohol:** el alcohol no se relaciona directamente con el cáncer de colon.

- **Tabaco:** está demostrado que fumar puede incrementar el riesgo de cáncer de colon.

- **Enfermedades del aparato digestivo:** algunas enfermedades del aparato gastrointestinal incrementan el riesgo de desarrollar cáncer de colon. Entre estas enfermedades se encuentra la colitis ulcerosa y la enfermedad de Crohn. Esto no quiere decir que todos los enfermos con enfermedades inflamatorias intestinales vayan a padecer un cáncer de colon.

¿CUÁLES SON SUS SÍNTOMAS?

Normalmente, el paciente se encuentra asintomático hasta que el cáncer está muy avanzado, en diseminación de la enfermedad y en tamaño del tumor:

- **Sangre en las heces:** el primer signo que suele aparecer es la presencia de *sangre en las heces.* La sangre puede tener una coloración roja, si se trata de sangre fresca o una coloración negra si es sangre digerida. Este dato nos puede indicar si el cáncer se encuentra cerca del recto (por lo que la sangre casi no recorre trayecto, no se digiere y no pierde el color rojo) o en una región anatómica más alta. Sin embargo, aunque es necesario consultar con el médico esta sintomatología, debemos saber que el cáncer de colon no es la única enfermedad en la que aparece sangre en las heces (también la encontramos en las hemorroides, fisuras anales o en la diverticulosis). La sangre presenta una coloración negra con la toma de ciertos fármacos como el hierro o el bismuto.

- **Pérdida de peso:** es frecuente en el cáncer de colon. El enfermo refiere un cambio en su ritmo intestinal (puede existir diarrea o estreñimiento pertinaz). Pero estos signos, al igual que la sangre en las heces no son exclusivos de cáncer de colon y deben ser valorados por un médico.

Según la localización anatómica del cáncer de colon pueden aparecer diferentes síntomas y signos:

- **Tumores del colon derecho (ciego y colon ascendente):** no suelen presentarse cambios en el ritmo intestinal (ni diarrea ni estreñimiento) y las heces son de consistencia normal (ya que en esta región anatómica aún no se comienzan a transformar las heces en materia sólida y todavía son líquidas). Sin embargo, el paciente puede presentar un sangrado que podrá ser visible o no. En muchas ocasiones no se objetiva sangrado y lo que se encuentra es anemia con déficit de hierro.
- **Tumores en el colon transverso:** es en esta región anatómica donde la materia fecal se transforma en sólida. Si existen tumores en esta localización se observan cambios en el ritmo intestinal, fundamentalmente estreñimiento. El enfermo refiere distensión abdominal y meteorismo. Se pueden llegar a producir obstrucciones del colon si el tumor adquiere un tamaño importante.

- **Tumores en el colon descendente y recto (colon izquierdo):** la morfología de las heces puede variar al pasar por el tumor (se observan heces alargadas). Existen variaciones en el hábito intestinal. En esta zona el tumor da mayor sintomatología de dolor (dolor que puede manifestarse durante la defecación) y sensación de plenitud. El sangrado suele ser activo y rojo brillante, pero el cáncer es usualmente detectado antes que se desarrollen síntomas de anemia.

¿CÓMO SE DIAGNOSTICA?

El diagnóstico de un cáncer de colon se realiza fundamentalmente con:

- **La clínica** que describe el paciente: este puede acudir a la consulta por haber observado sangre en las heces, por pérdida de peso y cansancio, por haber sufrido un cambio en el ritmo intestinal, por dolor, etc. El médico le preguntará, entre otros antecedentes, si tiene algún familiar cercano diagnosticado de cáncer de colon.
- **La exploración física** es fundamental para orientar el diagnóstico.
- **Pruebas complementarias de diagnóstico de enfermedades digestivas**: se realizara un análisis de sangre y una bioquímica que nos puede mostrar signos de sangrado: aparición de anemia, urea elevada, entre otros.
- **Radiografía simple de abdomen:** en ella pueden aparecer signos que demuestren alteraciones anatómicas, que justifican la presencia de un tumor.
- **Tacto rectal:** el tacto rectal consiste en la inspección que realiza el médico de la ampolla rectal. Para ello introduce el dedo con un guante por el ano del paciente. Al extraerlo comprueba la coloración de las heces, si hay o no sangre fresca, etc. También realiza una palpación en la que puede detectar alteraciones anatómicas como pueden ser las hemorroides o masas.

- **Examen fecal para sangre oculta**: el paciente puede no advertir la presencia de la sangre en las heces, por eso lo denominamos «determinación de sangre oculta en heces». Con esta prueba lo que se pretende es encontrar la sangre cuando existe sospecha de que se esté produciendo una hemorragia activa. No debemos realizar dicha prueba si el paciente tiene la menstruación, hemorroides, o sangrados de encías, ya que es probable que resulte positiva por la sangre que procede de estos lugares. Si nos confirman que hay sangre oculta en heces, nos están diciendo eso exactamente. Una prueba positiva de sangre oculta en heces no es sinónimo de cáncer colorrectal (la presencia de sangre en las heces no aparece exclusiva en esta neoplasia).

- **Endoscopia:** el realizar una colonoscopia es fundamental. La sigmoidoscopia es una colonoscopia que inspecciona el recto y los primeros 50 cm de colon. Se realiza en menos tiempo que una colonoscopia completa por lo que resulta menos molesta, sin embargo, no nos permite el diagnóstico de los cánceres del resto del colon. Por medio de la colonoscopia, el médico puede visualizar el tumor y comprobar si existe algún pólipo en la mucosa. Se pueden tomar biopsias que se enviarán al laboratorio de anatomía patológica, que serán los que nos confirmen el diagnóstico.

- **Tomografía axial computerizada (TAC):** con esta prueba podemos objetivar las alteraciones anatómicas del colon, determinar el tamaño con exactitud y comprobar si existen metástasis (que son partes del tumor que se localizan en otras localizaciones) o si se extiende a zonas cercanas.

- **Marcadores tumorales:** son sustancias que podemos determinar en un análisis de sangre y que están producidas por las células tumorales. En el caso de cáncer de colon se aumenta el carcinoembrionario (CEA). El problema es que no sólo lo produce el cáncer de colon, por lo que debe ser interpretada con cautela y siempre por un especialista.

¿CÓMO PREVENIR EL CÁNCER DE COLON? MEDIDAS DIAGNÓSTICAS

En primer lugar, existen medidas que recomiendan que los pacientes con riesgo de presentar una enfermedad hereditaria (como la poliposis adenomatosa familiar) que pueda derivar en cáncer de colon, deberán realizarse una colonoscopia anual en la cual se extirpen y analicen todos los pólipos que aparezcan.

Si existen antecedentes familiares de cáncer de colon, se deberá realizar una colonoscopia cada cinco años a partir de los cuarenta.

Si no hay antecedentes familiares ni síntomas, podemos realizar un tacto rectal y un examen de sangre oculta en heces cada año y una colonoscopia cada cinco años.

Si el enfermo está diagnosticado de *colitis ulcerosa* o *enfermedad de Crohn,* deben considerar un test de detección anual con colonoscopia.

¿CÓMO PREVENIR EL CÁNCER DE COLON? MEDIDAS PREVENTIVAS

La dieta es fundamental en la prevención de la aparición del cáncer de colon. Se ha demostrado que para esta prevención es importante que la dieta sea sana y equilibrada y se lleven a cabo las siguientes consideraciones.

- **Evitar el estreñimiento.**
- **Dieta sana y equilibrada:** una dieta sana consiste en aquella en la que se toma una cantidad apropiada de cada uno de los principios activos importantes.
- **Tomar frutas y verduras:** se ha demostrado que la fruta y la verdura disminuyen la aparición de cáncer de colon.
- **Disminuir, si es excesiva la ingesta de grasas y proteínas:** los estudios han demostrado que una dieta en la que hay exceso de estos nutrientes produce un aumento de incidencia de cáncer de colon.
- **La fibra:** la fibra mejora el ritmo intestinal y evita

el estreñimiento. Sin embargo, no hay estudios que demuestren que por sí misma disminuya el cáncer de colon.

- **Azúcar y calorías totales**: una dieta en la que hay un exceso de azúcar y de calorías no es una dieta equilibrada. Este puede ser el motivo por el que la alimentación con exceso de calorías y azúcar sumenta la incidencia del cáncer de colon.
- **Tener en la dieta aportes de calcio.**
- **Las vitaminas** son fundamentales en la alimentación equilibrada.
- **El café y el té:** parece que el café y el té disminuyen la aparición de cáncer de colon, sin embargo los estudios que hay no son concluyentes como para aseverar esta afirmación.

La dieta debe complementarse con:

- **El ejercicio** regular resulta beneficioso para la salud: mejora el ritmo intestinal al evitar el estreñimiento. Éste puede ser el motivo por el que el cáncer de colon aparece con más frecuencia en personas que no practican ningún deporte.

EL PRONÓSTICO DEL CÁNCER DE COLON

Cualquier cáncer que aparece en el cuerpo humano puede encontrarse en diferentes fases de progresión de la enfermedad. Para saber en qué momento nos encontramos se «realiza un estadiaje de la neoplasia». Los estadios del cáncer depende de diferentes factores :

- **El tamaño del tumor.**
- **La extensión del tumor** a nivel local (la profundidad que alcanza) y la extensión a órganos cercanos.
- **La aparición de metástasis:** las metástasis son crecimientos del tumor en órganos apartados. Las metástasis llegan a sus localizaciones a través del torrente sanguíneo o linfático.

Lo más importante del cáncer de colon no es el tamaño del tumor. Determina más el pronóstico la extensión dentro de las capas del colon y la aparición o no de metástasis.

El pronóstico de vida aumenta cuando el cáncer es diagnosticado lo antes posible y no hay extensión en profundidad ni a otros órganos del cuerpo humano.

Lo que es importante saber es que el cáncer de colon tiene tratamiento y que se puede mejorar el pronóstico de vida gracias a dicho tratamiento.

¿CUÁL ES SU TRATAMIENTO?

Cirugía

Siempre que sea posible, la cirugía resulta imprescindible. En algunas ocasiones la cirugía no es curativa. Se realiza para evitar la obstrucción intestinal. El problema de la cirugía es que en numerosas ocasiones resulta muy agresiva.

TIPOS DE CIRUGÍA

Escisión local o polipectomía para estadios tempranos: se realiza a través de la colonoscoipa. Se extirpa el pólipo y se analiza en el laboratorio de anatomía patológica. Esto sólo se puede realizar en estadios muy precoces de la enfermedad.

Colectomía para estadios: consiste en extirpar la región afectada por el tumor. Para ello es necesario separar el asa en dos partes. La parte distal se une en la superficie del abdomen por donde drenarán las heces a una bolsa. Esto se conoce como *bolsa de colostomía*. Normalmente, es temporal y en una segunda cirugía se podrán unir los extremos del asa intestinal. Si no existen complicaciones se restablecerá el tránsito intestinal. Sin embargo, esto no siempre es posible. Es fundamental que el médico le explique las posibilidades de complicación de la cirugía. No dude en preguntar todas sus preocupaciones.

CÓMO MANTENER LA COLOSTOMÍA

Es fundamental que el paciente mantenga el osteoma (abertura que comunica el interior intestinal con el exterior) y el área cercana limpios. Si la colostomía es permanente se deberá cambiar la bolsa cada poco tiempo. La bolsa se pega a la piel.

Para el paciente que se encuentra con una colostomía permanente surgen muchas dificultades psicológicas. La colostomía es completamente nueva para ellos, temen no saber cuidarse, se siente parcialmente invalidados. Temen se produzcan malos olores o escapes de heces y gases. El cuidado continuo les recuerda constantemente su enfermedad. El médico y sus familiares cercanos deberán mostrar una ayuda importante al paciente.

TRATAMIENTOS COADYUVANTES DEL CÁNCER DE COLON

Quimioterapia

La quimioterapia resulta de gran ayuda en algunos estadios avanzados del tumor. Se utiliza después de la cirugía para intentar que desaparezcan todas las células tumorales.

Sin embargo, la quimioterapia presenta efectos secundarios importantes para el paciente.

Radioterapia

La radioterapia se emplea junto con la quimioterapia para potenciar los efectos de ésta.

SEGUIMIENTO DEL PACIENTE OPERADO DE UN CÁNCER DE COLON

Como en cualquier tipo de cáncer, se debe realizar un seguimiento para objetivar que no se reproduce el tumor.

Cada cierto tiempo se deben realizar pruebas completas para determinar:

- **Marcadores tumorales:** si aumentan, ya que conocemos los niveles previos, nos pueden hacer sospechar de la reproducción del tumor.
- **Tomografía axial computerizada (escáner):** para objetivar que no aparece ninguna lesión en ninguna parte del organismo.
- **Gammagrafía ósea:** esta prueba detecta la presencia de metástasis en los huesos.

De esta manera, si se descubre de manera precoz la reproducción del tumor, las posibilidades de tratamiento son mayores.

RECUERDE

- El término enfermedad inflamatoria intestinal se refiere a las patologías que afectan al aparato digestivo, intestino delgado y grueso, las más características son la enfermedad de Crohn y la colitis ulcerosa.

- Ambas enfermedades presentan características similares pero hay datos que las diferencian. En algunas ocasiones establecer el diagnóstico entre una y otra no resulta tan sencillo.

- El paciente con enfermedad inflamatoria intestinal debe asumir que la curación de la enfermedad es difícil y que le acompañará el resto de su vida.

- Las reagudizaciones de la enfermedad inflamatoria intestinal pueden requerir el ingreso hospitalario.

- El tratamiento produce efectos secundarios que el enfermo debe conocer.

- La relación con su médico debe ser de total confianza, pudiendo preguntar todas las dudas que se le planteen.

- Si tiene una enfermedad inflamatoria intestinal puede quedarse embarazada, pero es preferible hablar con su médico habitual.

- No existe ninguna dieta que por si misma produzca la curación de la enfermedad inflamatoria intestinal.

- No todas las molestias abdominales son síndrome de intestino irritable.

- El estrés no es la causa de la aparición del síndrome de intestino irritable.

- El estrés sí puede producir reagudizaciones de la enfermedad en enfermos que ya presentan un síndrome de intestino irritable.

- Existen trastornos del aparato digestivo que presentan síntomas similares al síndrome de intestino irritable.

- El diagnóstico de esta enfermedad debe ser realizado por un médico.

- Se deben excluir otros procesos antes de diagnosticar la enfermedad.

- Aunque no existe la curación como tal se pueden mejorar los síntomas.

- Es una enfermedad que no afecta a la vida del paciente.

- La apendicitis puede darse en cualquier momento de la vida pero es más frecuente en la segunda y tercera década.

- Afecta por igual a hombres y a mujeres.

- Los síntomas clínicos, el dolor, la anorexia, las náuseas, vómitos, etc. son los más importantes para establecer el diagnóstico de apendicitis.

- El tratamiento de la apendicitis para evitar que se produzca la perforación y una peritonitis, es la cirugía.

- La diarrea suele ser un proceso autolimitado.

- Lo más importante es mantener la ingesta de líquidos.

- Si esto no fuera posible debe acudir de inmediato a un centro hospitalario.

- Se debe tener especial cuidado con niños y ancianos.

- Tenga precauciones con el agua y los alimentos cuando se encuentre de viaje.

- El cáncer de colon es uno de los más frecuentes de nuestro entorno.

- Existe la posibilidad de tratamiento que aumenta la esperanza de vida.

- Cuanto antes se detecte, antes puede tratarse y mejores son los resultados.

- Por este motivo, se recomienda que se realicen ciertas pruebas de diagnóstico para una detección precoz.

- Una dieta sana y equilibrada es una de las mejores opciones para prevenir el cáncer de colon.

CUESTIONARIO

1. ¿Qué es una apendicitis?
  a) La inflamación del apéndice.
  b) La perforación del intestino causada por la inflamación del apéndice.
  c) La inflamación del colon transverso.

2. ¿En qué edad se produce la apendicitis?
  a) Se puede producir en cualquier edad.
  b) Sólo en la infancia.
  c) Sólo en la edad adulta.

3. ¿Cuál es el síntoma más frecuentede la apendicitis?
  a) La fiebre.
  b) El dolor.
  c) Las náuseas.

4. ¿Dónde se localiza el dolor en la apendicitis aguda?
  a) En la fosa ilíaca derecha.
  b) En el epigastrio.
  c) Periumbilical.

5. ¿Cuál es el tratamiento de la apendicitis aguda?
  a) La dieta absoluta.
  b) Los antibióticos.
  c) La cirugía.

6. ¿Existe la apendicitis crónica?
  a) No. La apendicitis es un proceso agudo que sólo se resuelve con la cirugía.
  b) Pueden existir episodios de apendicitis aguda que se resuelven sin llegar a necesitar la cirugía y pueden repetirse en varias ocasiones.
  c) Sí.

7. **¿Cuál es la complicación más grave de la apendicitis?**
   a) La peritonitis.
   b) La hemorragia.
   c) La obstrucción intestinal.

8. **¿Cuál de las siguientes causas puede producir una apendicitis?**
   a) Una comida muy grasa.
   b) Las pipas.
   c) El alcohol.

9. **¿Cuál de los siguientes datos hace sospechar que el dolor no está producido por una apendicitis?**
   a) Que no haya fiebre.
   b) Que desaparezca el dolor.
   c) Que el paciente tenga hambre.

10. **¿Qué sucede si se extirpa el apéndice y no era una apendicitis?**
    a) Nada. El apéndice no es un órgano vital y casi es mejor quitarlo.
    b) Que el paciente puede correr peligro sin apéndice.
    c) Nada. Hubiera sido deseable no quitarlo para no someter al paciente a una cirugía innecesaria pero es preferible porque las consecuencias de una apendicitis evolucionada son mortales.

EL HÍGADO Y LAS VÍAS BILIARES: UN SISTEMA FUNDAMENTAL PARA EL METABOLISMO

El hígado es un órgano que pertenece al aparato digestivo y que se sitúa en el hipocondrio derecho, región anatómica localizada debajo del pulmón derecho, justo por debajo del diafragma.

En el hígado se realizan funciones metabólicas fundamentales. En el hepatocito (célula del hígado) se realiza la metabolización de múltiples sustancias como el alcohol, la bilirrubina, paracetamol, etc. En el hepatocito también se producen ciertas proteínas del organismo.

El sistema hepatobiliar se compone anatómicamente del hígado y el sistema biliar, también llamado árbol biliar,

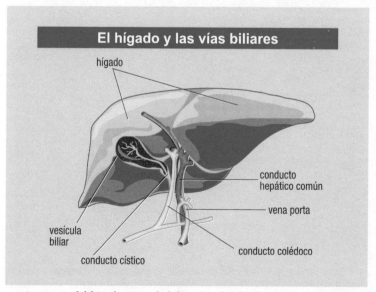

El hígado y las vías biliares

hígado

conducto hepático común

vena porta

vesícula biliar

conducto cístico

conducto colédoco

Anatomía del hígado, vesícula biliar. Canalículos hepático y cístico. Vena porta.

sistema que recoge las sustancias y las lleva a la circulación sanguínea y también las recoge de la misma en dirección el hígado.

Las enfermedades que afectan al hígado están, por tanto, relacionadas con la alteración del hígado y la del árbol biliar.

HEPATITIS VIRALES

La hepatitis viral es una infección que afecta fundamentalmente al hígado, aunque en realidad el virus se encuentra diseminado por todo el organismo. Los diferentes tipos de hepatitis se denominan según el virus que la produzca.

- Virus de la hepatitis A.
- Virus de la hepatitis B.
- Virus de la hepatitis C.

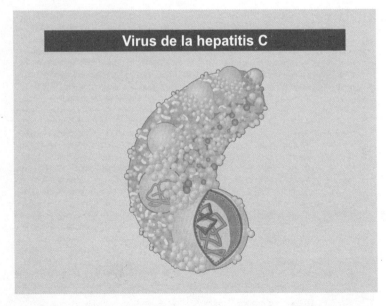

Virus de la hepatitis C

Virus de la hepatitis C. En su interior se encuentra el material genético, que en este caso es ARN. El virus se disemina por todo el organismo aunque el órgano más afectado y que marca la evolución de la enfermedad es el virus de la hepatitis C.

- Virus de la hepatitis D.
- Virus de la hepatitis E.
- Virus de la hepatitis G.

Todos estos virus tienen su material genético en forma de ARN excepto el de la hepatitis B que es ADN.

Según el virus que produzca la hepatitis encontraremos ciertas peculiaridades en el modo de contagio y en la evolución de la enfermedad.

Vía de contagio de los diferentes tipos de hepatitis

HEPATITIS A

La vía de transmisión es la *vía fecal-oral*, por lo tanto cuanto peor sea el estado de higiene del lugar más casos de hepatitis A se presentarán en el mismo.

HEPATITIS B

La vía de transmisión de la hepatitis B es radicalmente distinta a la de la hepatitis A. Se transmite por *vía percutánea*, es decir, a través de un pinchanzo o de una transfusión sanguínea, y la *vía sexual*.

HEPATITIS C

Se piensa que las vías de transmisión de esta hepatitis son: la transfusión sanguínea, la vía percutánea para la inyección de drogas y existe otro número de pacientes en los que nos se puede esclarecer la vía de contagio.

¿Cuáles son sus síntomas?

En la hepatitis suele existir un período previo de síntomas poco específicos y muy variables que van desde el mal estado general, falta de apetito, vómitos, cansancio, dolor de las articulaciones, dolor muscular, faringitis, tos, cefalea, intolerancia a la luz (fotofobia), etc. El paciente suele presentar fiebre de entre 38-39 ºC. Al cabo de unas semanas aparece *ictericia*.

La *ictericia* es la coloración amarillenta de la piel y mucosas y se debe a la alteración en el metabolismo de la bilirrubina o en su excreción por el árbol biliar. La ictericia aparece en diferentes enfermedades del hígado y de la vía biliar y no es exclusiva de la hepatitis.

El hígado está agrandado y es doloroso, por lo que el paciente puede percibir molestias en el hipocondrio derecho que el médico detectará en la exploración física del abdomen.

Posteriormente, comienza la fase de recuperación y desaparecen los síntomas generales aunque el hígado agrandado puede persistir mucho más tiempo.

¿Cómo se dignostica?

La *clínica* que explica el paciente es la base para realizar la sospecha de hepatitis. El médico observa la ictericia si está presente en la piel y las mucosas del paciente y en la palpación abdominal objetiva el hígado agrandado y el dolor que refiere el paciente.

El *análisis* confirma las sospechas porque aparece:

- Aumento de las transaminasas (enzimas hepáticas que muestran el estado de la función del hígado).
- Aumento de los niveles de bilirrubina (que es la responsable de la ictericia).
- Existen datos inespecíficos como la disminución transitoria de los linfocitos y de los neutrófilos.

El diagnóstico definitivo de hepatitis viene definido por la *serología*. Se detectan en el paciente niveles de anticuerpos que genera el cuerpo humano frente al virus. También se pueden medir los niveles de antígeno vírico que son partes del virus.

Evolución y pronóstico de la hepatitis

Éste es uno de los puntos donde más difieren los diferentes tipos de hepatitis.

- **La hepatitis A** suele cursar con total recuperación y sin secuelas clínicas. Pueden sufrir una recaída de la hepatitis al cabo de semanas o meses.
- **La hepatitis B** presenta una evolución favorable en un porcentaje muy alto de los casos (95 por 100); sin embargo, pueden producirse más complicaciones dentro de la hepatitis aguda, dándose incluso una hepatitis fulminante, aunque no es frecuente. En la hepatitis fulminante la función del hígado comienza a deteriorarse rápidamente produciéndose el fallo hepático. La hepatitis aguda tipo B puede evolucionar a una hepatitis crónica, pero aparece en un pequeño porcentaje de los casos. En pacientes que adquieren la hepatitis en edades tempranas de la vida y que evolucionan a hepatitis crónica se puede llegar a desarrollar un carcinoma hepatocelular.
- **La hepatitis C** evoluciona más habitualmente a hepatitis crónica y posteriormente a cirrosis.

¿Cuál es su tratamiento?

TRATAMIENTO DE LA FASE AGUDA DE LA HEPATITIS

En la fase aguda de la hepatitis no se puede dar ningún tratamiento específico. No suele ser necesaria la hospitalización a no ser que se trate de una hepatitis grave.

Las medidas recomendadas son:

- Reposo en cama o, al menos, reducción de la actividad física.
- Dieta hipercalórica.
- Evitar medicamentos cuyo metabolismo es hepático o que pueden causar efectos adversos.

En la *hepatitis fulminante* se debe mantener al paciente con vida controlando las hemorragias, la glucosa, y con un cuidado extremo de las medidas de cuidados intensivos.

TRATAMIENTO DE LA HEPATITIS CRÓNICA

Es difícil el tratamiento para lograr la curación en esta fase. En la actualidad se trata con una sustancia no siempre bien tolerada ni efectiva, **interferón.** El interferón presenta numerosos efectos secundarios alguno de los cuales obliga a retirarlo.

Profilaxis

Se puede inmunizar al paciente mediante vacunas (inmunización activa) de virus muertos o con inmunización pasiva (inmunoglobulinas).

HEPATITIS TÓXICAS

La afectación del hígado no se produce solamente por las infecciones víricas. Numerosos fármacos y compuestos químicos pueden producir una hepatitis.

El cuadro aparece pocas horas después de la exposición. El tóxico hepático produce de manera directa una alteración morfológica, según la cual es característica la afectación de ciertas regiones anatómicas del hígado.

¿Cómo se diagnostica?

Es necesario preguntar al paciente y a los familiares los posibles productos tóxicos con los que ha estado en contacto el enfermo.

La clínica es muy similar a la que aparece en las hepatitis víricas.

¿Cuál es su tratamiento?

En primer lugar se debe interrumpir el medicamento sospechoso de estar produciendo la hepatitis tóxica. En segundo lugar se deben aplicar las medidas de soporte.

Si la hepatitis la ha producido el paracetamol se puede administrar al paciente N-aceticisteína que ayuda a reducir la necrosis hepática.

CIRROSIS

El término **cirrosis** se refiere a una alteración de la estructura del tejido del hígado, que se aprecia a nivel macroscópico pero fundamentalmente microscópico. Esta afectación del tejido hepático se refleja a nivel clínico con múltiples manifestaciones.

Lo que sucede en la cirrosis hepática es que el tejido normal se sustituye por tejido fibroso que no realiza correctamente la metabolización de sustancias. Esta lesión es irreversible y cuando se llega a ella podemos considerar que nos encontramos ante una enfermedad crónica.

¿Cuáles son sus causas?

Las causas que llevan a que se produzca una cirrosis hepáticas son múltiples. Las más importantes son:

- **Hepatopatía y cirrosis por alcohol:** el alcohol es una de las causas de la cirrosis hepática, pero no la única. La *hepatitis alcohólica* es considerada la precursora de la cirrosis. Se produce una lesión en el hígado determinada por el consumo de alcohol cuya cicatrización posterior produce la cirrosis hepática. La cantidad de alcohol y el tiempo de consumo que puede ocasionar daño hepático varía mucho entre una y otra persona. Es importante establecer el tiempo y la cantidad de alcohol consumida porque es inversamente proporcional al tiempo de aparición de la cirrosis. En las mujeres, la cantidad de alcohol necesaria para que se produzca la cirrosis es menor que en el hombre, ya que poseen menos cantidad de la enzima que metaboliza el alcohol en el hígado. Aunque como ya hemos mencionado la cirrosis hepática se trata de un estadio irreversible de daño del hígado, la abstinencia alcohólica y el tratamiento adecuado pueden frenar la progresión de la enfermedad.
- **Hepatitis C crónica:** la hepatitis crónica por virus C acaba produciendo cirrosis hepática. La evolución de la

cirrosis por virus C es más lenta que por el alcohol. Actualmente, el tratamiento para este tipo de hepatitis, aunque aún no es del todo eficaz, ha dado una esperanza a los pacientes infectados por virus de la hepatitis C (muchos de ellos también infectados con el virus de la inmunodeficiencia humana (VIH), que al haber aumentado la supervivencia en los últimos años están sufriendo graves problemas de salud por la hepatitis).

- **Hepatitis crónica por virus B y D:** del mismo modo puede suceder con la hepatitis crónica por virus de la hepatitis B. La hepatitis D en sí misma no degenera en cirrosis pero es coadyuvante si el paciente está sobreinfectado con el virus de la hepatitis B.

- **Hepatitis autoinmune:** este tipo de hepatitis es causada por un problema en el sistema inmunitario y puede desencadenar en cirrosis.

- **Enfermedades hereditarias:** son enfermedades que producen alteraciones metabólicas con daño hepático que pueden desencadenar en cirrosis. Dentro de las más conocidas nos encontramos con:

  - La deficiencia de Alfa-1 Antitripsina.
  - La hemocromatosis.
  - La enfermedad de Wilson.
  - La galactosemia.
  - Las enfermedades por depósito de glucógeno.

- **Esteatohepatitis no alcohólicas:** existen cúmulos de grasa en el hígado, los que puede derivar en una cirrosis hepática después de cierto tiempo de evolución. Esta lesión aparece asociado con la diabetes, desnutrición proteica, obesidad, enfermedad arterial coronaria y tratamiento con corticoesteroides.

- **Bloqueo de los conductos biliares:** se produce daño hepático por la obstrucción de los canalículos intra y extrahepáticos. Existen ciertas enfermedades en las que se produce esta obstrucción como en la *cirrosis biliar primaria.*

- **Fármacos y toxinas:** ciertas medicamentos o tóxicos pueden generar una cirrosis hepática, cada uno de ellos por diferentes mecanismos de producción. Éste es otro de los motivos por los que es importante que un médico controle cualquier tipo de tratamiento y se evite radicalmente la automedicación. Las consecuencias pueden resultar irreversibles.

¿Cuáles son sus síntomas?

La cirrosis hepática produce numerosas manifestaciones clínicas aunque en ciertos estadios de la enfermedad el paciente puede permanecer completamente asintomático. Se observa falta de apetito, malnutrición, disminución del peso y de la masa muscular en pocas semanas o meses.

Posteriormente se produce una pérdida de vello en todo el cuerpo e incluso en los hombres se observa aumento de las mamas (término que se conoce como ginecomastia). Estos dos últimos síntomas se deben a una alteración en el metabolismo de los estrógenos. Se observan *arañas vasculares* que son aumento de los vasos sanguíneos que se observan en el tórax, en el abdomen, etc. El enfermo puede presentar una coloración amarillenta por el cúmulo de bilirrubina en piel y mucosas (ictericia). Un signo característico del alcoholismo, aunque no de la cirrosis, es *la contractura palmar de Dupuytren* que consiste en una fibrosis de los tendones de la palma de la mano y que produce una flexión de los dedos.

A causa de la alteración fibrosa del hígado, la sangre circula peor por este órgano, lo que provoca un aumento de la tensión dentro de los vasos hepáticos como la vena porta. Esto lleva a un aumento de las venas del estómago y del esófago, que se conoce como *varices esofágicas.* La complicación más grave de dichas varices es el sangrado.

La disminución de la producción de albúmina, una proteína producida por el hígado y que mantiene la presión dentro de los capilares sanguíneos, hace que el líquido permanezca dentro de los mismos y quede libre en el abdomen, esto se conoce con el nombre de *ascitis*. El paciente presenta el abdomen distendido y puede llegar a tener tal cantidad de líquido libre que resulte necesario el drenaje para mejorar la respiración y disminuir la distensión.

Complicaciones de la cirrosis

Si la enfermedad sigue evolucionando se producen múltiples complicaciones en diferentes regiones anatómicas del cuerpo, como ya hemos comentando. Las complicaciones más graves y significativas de la cirrosis son:

- **Edema y ascitis:** la ascitis es una de las complicaciones más frecuentes dentro de la cirrosis hepática como ya hemos visto. Al igual que el líquido tiende a extravasarse fuera de los vasos en el abdomen y se produce la ascitis, también puede acumularse líquido en las piernas produciéndose *edemas.*

- **Hematomas y sangrado:** en el hígado se producen las proteínas necesarias para la coagulación. Cuando éste se encuentra afectado pueden aparecer hematomas o sangrados espontáneos.

- **Ictericia:** como vimos anteriormente, se produce por el cúmulo de bilirrubina en la piel y en las mucosas.

- **Prurito:** se produce por la bilirrubina que depositada en la piel produce intenso picor.

- **Encefalopatía hepática:** consiste en una alteración del estado mental del paciente por el aumento de toxinas que el hígado no es capaz de metabolizar. Ésta es una situación muy grave que puede desencadenar la muerte del paciente. Existen diferentes estadios de encefalopatía hepática. En un principio se observa una alteración de la conducta del enfermo, con abandono de la higiene personal, dificultad en el habla, etc. hasta que se llega al coma.

- **Aumento de la sensibilidad a fármacos:** la cirrosis provoca que se reduzca el metabolismo de ciertos fármacos y que sea necesario administrar menor dosis de los mismos o inclusive, no poder emplearlos.
- **Hipertensión portal:** es el aumento de la presión dentro de la vena porta que recoge la sangre que procede del intestino y del bazo y que es transportada hacia el hígado.
- **Varices:** como consecuencia de la hipertensión portal se produce una dilatación de los vasos sanguíneos del esófago y del estómago, se conocen como varices, existe una alta probabilidad de que se rompan provocando una hemorragia digestiva alta que requiere atención médica inmediata.
- **Otras alteraciones:** la cirrosis puede ocasionar alteraciones en el sistema inmune, favoreciendo las infecciones. La ascitis puede infectarse con bacterias normalmente presentes en el intestino, produciendo una peritonitis.

¿Cómo se diagnostica?

El diagnóstico de cirrosis hepática viene determinado por la clínica, los síntomas y las alteraciones analíticas que muestran la función hepática del paciente. En muchas ocasiones se conocen los antecedentes personales y se trata de un estadio evolucionado de una enfermedad conocida previamente (como la hepatitis vírica o alcohólica). En otras ocasiones, el paciente permanece asintomático hasta momentos muy avanzados de la enfermedad.

En la exploración física se puede palpar el hígado que es duro y en ocasiones doloroso y, por supuesto, suele estar aumentado de tamaño.

Los datos de laboratorio nos muestran alteraciones en la función hepática y en la coagulación.

Las pruebas de imagen nos muestran lesiones macroscópicas del hígado. Sin embargo, hasta que no se realiza una biopsia hepática no se podrá confirmar el diagnóstico porque, como dijimos anteriormente, la cirrosis se trata de una alteración de la morfología de la estructura del hígado. La biopsia debe ser tomada por un médico con experiencia.

¿Cuál es su tratamiento?

La cirrosis es un daño hepático irreversible. Un tratamiento adecuado puede detener o atrasar la progresión y reducir las complicaciones inevitables de la cirrosis.

Según la causa que produzca la cirrosis serán necesarios determinados tratamientos. En la cirrosis alcohólica es fundamental la abstinencia absoluta del alcohol. En la hepatitis se emplea el interferón aunque éste presenta múltiples efectos secundarios y no todos los pacientes son subsidiarios de recibirlo. En las hepatitis autoinmunes se emplean los corticoides.

El tratamiento de las complicaciones de la cirrosis es fundamental porque en muchas ocasiones pueden poner en peligro la vida del paciente. Es necesario que el enfermo con cirrosis tome una dieta baja en sal y en proteínas, ya que el paciente con cirrosis hepática metaboliza mal estos compuestos que pueden llegar a ocasionar *encefalopatía hepática*. Para facilitar la eliminación de los compuestos tóxicos que se generan es necesario que el paciente con cirrosis no presente estreñimiento. Por ello, el médico prescribe laxantes.

El uso de antibióticos es fundamental ante las posibles infecciones que sufre el paciente cirrótico. Una de las más graves es la peritonitis bacteriana.

El tratamiento de la hipertensión portal es complicado. Se deben controlar la complicaciones que ésta provoca. El sangrado de las várices es una urgencia médica. La hemorragia debe deternerse y para ello se emplea la esclerosis de las mismas mediante endoscopia.

La única curación posible de la cirrosis hepática es el *trasplante hepático*.

Trasplante hepático

El trasplante hepático ha sido uno de los mayores avances de la medicina en los últimos años, ya que el paciente con cirrosis no tenía esperanza de vida. Se trata de sustituir el hígado del enfermo por el de un donante sano. Las indicaciones de trasplante hepático están determinadas por muchos factores, pero los más importantes son los que definen la esperanza de vida del paciente. Las contraindicaciones para realizar un trasplante hepático son:

- Enfermedades que comprometen la vida del enfermo.
- Infecciones graves.
- Tumores.
- Abuso de alcohol y/o drogas.

Después de realizar la cirugía es necesario dar un tratamiento médico que disminuya la inmunidad del paciente, que es la que puede llevar al rechazo del nuevo órgano. Este tratamiento es sumamente agresivo y produce múltiples efectos secundarios.

LA HIDATIDOSIS

Una enfermedad transmitida por los perros, consecuencias de una convivencia.

¿Qué es la hidaditosis y dónde se da?

La hidatidosis tiene una distribución que se relaciona íntimamente con la presencia de ganado ovino.

La hidatidosis está producida por un parásito: el *Echinococcus granulosus*. El nombre de hidatidosis proviene de Hipócrates que lo empleó para definir el interior de los quistes que estaban rellenos con líquido claro «como agua de roca». Este parásito tiene un ciclo complejo de desarrollo. Se encuentra en hospedadores intermedios como el hombre y la oveja y como adulto se encuentra en el intestino del perro. El parásito tapiza la mucosa intestinal del perro y éste expulsa los huevos por las heces, las cuales infectan la hierba, los vegetales, las aguas, etc. Éstos son consumidos por las ovejas y, ya en el interior de los animales, estos huevos producen quistes principalmente en el hígado, desde donde pasan al pulmón y a cualquier órgano (incluido el hueso).

Los huevos pueden permanecer en el medio ambiente durante un año porque son muy resistentes.

Cuando un quiste se rompe en el interior del cuerpo de la oveja o del hombre las formas parasitarias que están en su interior pueden producir otros quistes.

Posteriormente, los perros pueden consumir las vísceras llenas de quistes de las ovejas y se reanuda el ciclo.

¿Sigue existiendo hidaditosis?

Por supuesto que aún hoy existen casos de hidatidosis. Hace unos años, en España el número de casos era de 2.145 casos/año, en la actualidad se registran 300 casos /año. El descenso se ha debido al control sanitario de los perros, por lo que las campañas sanitarias son eficaces.

En cualquier lugar donde viajemos, si hay ganado ovino, existe la posibilidad de que haya hidatidosis.

¿Cuáles son sus síntomas?

La hidatidosis puede permanecer silente durante años. El quiste se localiza en el hígado (o en más de un lugar) y no presenta clínica. El principal problema que podemos encontrarnos con un quiste hidatídico es que se rompa. Cuando se rompen pueden:

- Producir una reacción alérgica importante, con un *shock* anafiláctico.
- Una vómica: que es la expulsión del material del quistes con la expectoración.
- Problemas locales (como sangrado) en la zona de ruptura.

Los quistes con los años sufren procesos degenerativos (la forma parasitaria del interior muere) y se calcifican. En este momento consideramos que ha muerto y ya no tiene porqué producirnos problemas.

Los síntomas que pueden producir los quistes hidatídicos por su localización son:

En el pulmón:

- Tos.
- Febrícula.
- Ictericia.
- Hemoptisis.
- Dolor torácico.

En el hígado:

- Dolor abdominal.
- Febrícula.
- Ictericia.

¿Cómo se diagnostica?

El diagnóstico suele ser casual o por técnicas de imagen. Después se emplean técnicas inmunológicas que nos indican la presencia del parásito.

¿Cuál es su tratamiento?

El tratamiento es quirúrgico y se debe realizar en manos cirujanas expertas, porque se puede romper. La ruptura del quiste supone una diseminación de las formas parasitarias por todo el cuerpo.

Actualmente se recomienda tomar albendazol durante tres meses antes de la operación quirúrgica.

RECUERDE

- La hidatidosis es una enfermedad que, aunque ha disminuido en numerosos países, aún siguen apareciendo casos.
- Esta parasitosis puede darse en cualquier zona del mundo donde hay ganado ovino.
- Los síntomas pueden permanecer silentes durante años.
- El mayor problema viene determinado por la ruptura de los quistes, pudiendo producirse hasta una reacción anafiláctica fatal.
- El tratamiento es quirúrgico aunque puede ayudarse con abendazol.

CUESTIONARIO

1. **¿Qué tipo de enfermedad es la hidatidosis?**
   a) Una enfermedad bacteriana.
   b) Una enfermedad vírica.
   c) Una enfermedad parasitaria.

2. **¿En qué animal se desarrolla de forma adulta el parásito de la hidatidosis?**
   a) En el perro.
   b) En la oveja.
   c) En el hombre.

3. **¿Qué produce en el hombre el quiste hidatídico?**
   a) Quistes hidatídicos.
   b) Vómica.
   c) Ambas son correctas.

4. **¿Cómo se diagnostica la hidatidosis?**
   a) En muchas ocasiones el diagnóstico es casual.
   b) Sólo con las pruebas de imagen.
   c) Con la cirugía.

5. **¿Cuál es el tratamiento de la hidatidosis?**
   a) Antibiótico.
   b) No tiene tratamiento.
   c) Quirúrgico.

6. **¿Cuál es la consecuencia más grave de la hidatidosis?**
   a) Vómica.
   b) Febrícula.
   c) *Shock* anafiláctico.

7. **¿Cuál es la complicación más grave de la cirugía?**
   a) La hemorragia.
   b) La ruptura del quiste.
   c) La anestesia.

8. **¿Cómo se debe prevenir la hidatidosis?**
   a) No comiendo crustáceos.
   b) Evitando el contacto con perros.
   c) Evitando el consumo lácteo.

9. **¿ Cómo se debe prevenir la hidatidosis?**
   a) Evitando el consumo de carne.
   b) Evitando el consumo de vegetales sin lavar.
   c) Evitando el contacto con gatos.

10. **¿Cuál es el tratamiento correcto de un quiste hidatídico calcificado?**
    a) Ninguno.
    b) Quirúrgico.
    c) Quirúrgico sólo si existen complicaciones.

ENFERMEDADES DE LA VESÍCULA BILIAR

La bilis se forma en los lobulillos hepáticos y se expulsa por un sistema de canalículos que desembocan en el conducto hepático derecho e izquierdo, que juntos se unen en el conducto hepático. El conducto cístico (procedente de la vesícula biliar) y el conducto hepático confluyen y forman el colédoco que desemboca en el duodeno con el conducto pancreático (el esfínter de Oddi, regula la salida de la bilis hacia el duodeno desde el colédoco).

Los ácidos biliares son fundamentales para la digestión de los nutrientes. Cuando el cuerpo humano se encuentra en ayuno, el esfínter de Oddi impide el paso de la bilis hacia el duodeno. Cuando la mucosa del duodeno comienza la digestión de las grasas se segrega una hormona, la *colecistocinina*, que relaja el esfínter y permite la salida de la bilis.

Las enfermedades de la vesícula biliar son relativamente frecuentes. A continuación se detallan las más importantes:

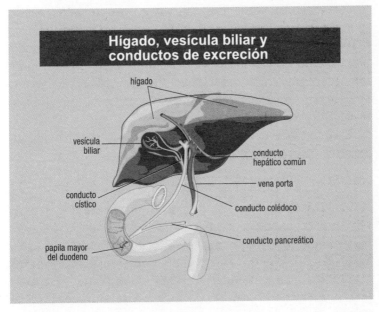

Hígado, vesícula biliar y conductos de excreción.

Colelitiasis

Consiste en el cúmulo de cálculos biliares en el interior de la vesícula y de sus canalículos. Estos cálculos están formados por diferentes sustancias; los más frecuentes, están formados por *colesterol*, otros por *pigmentos de ácidos biliares*. Sin embargo, la clínica que presentan es la misma.

¿CUÁLES SON SUS SÍNTOMAS?

La clínica viene determinada por la inflamación o por la obstrucción que pueden producir los cálculos en los conductos císticos (el de la vesícula) o en el colédoco (el que se forma tras la unión del de la vesícula y el hepático). El síntoma más característico es el *dolor*. Es un dolor intenso y mantenido que remite, con sensación de presión en la región del epigastrio (región anatómica donde se localiza el estómago) y en el hipocondrio derecho (región donde se sitúa el hígado y la vesícula biliar). Estos síntomas se conocen como *cólico biliar*.

El cólico biliar comienza súbitamente, con un dolor intenso que dura entre una y cuatro horas y que va disminuyendo gradualmente. El enfermo suele referir náuseas y vómitos. La fiebre puede indicar que existe una complicación mayor, como una infección o una pancreatitis. El cólico biliar puede desencadenarse tras una comida copiosa; sin embargo, en otras ocasiones se produce tras el ayuno.

Existen pacientes que no presentan síntomas y los cálculos se descubren por casualidad.

¿CÓMO SE DIAGNOSTICA?

La sospecha surge con la clínica que define el paciente. Después, las pruebas de imagen nos aproximan al diagnóstico. La más importante es la *ecografía abdominal*. Con la ecografía el médico detecta los cálculos y observa la anatomía de la vesícula, del hígado y del páncreas pudiendo detectar complicaciones. Existen pruebas de imagen más complicadas pero que han quedado relegadas por la ecografía. (La ecografía es una prueba inocua para el paciente, no dolorosa. Requiere de personal sanitario especializado. Véase pruebas de diagnóstico de las enfermedades digestivas.)

¿CUÁL ES SU TRATAMIENTO?

- **Tratamiento médico:** lo más importante es eliminar los cálculos. Para ello se pueden administrar fármacos que los disuelvan. En este caso, es necesario que los cálculos no sean de gran tamaño y que la vesícula del enfermo funcione para que pueda eliminarlos. La *litotricia* consiste en fragmentar estos cálculos por medio de ondas extracorpóreas.
- **Tratamiento quirúrgico:** cuando se producen los síntomas es el método más fiable y eficaz. Gracias a la cirugía por laparoscopia los problemas han disminuido considerablemente y es menos agresiva para el paciente. Cuando los cálculos no producen síntomas (*colelitiasis silente*) es controvertido si se debe o no intervenir quirúrgicamente al enfermo. La decisión depende de si el paciente presenta otras enfermedades concomitantes que puedan suponer mayor riesgo para que surjan complicaciones, si ya ha tenido previamente alguna complicación como la pancreatitis o si los cálculos son muy grandes o la vesícula tiene alguna malformación anatómica congénita.

Colecistitis

La colecistitis es la inflamación de la pared de la vesícula biliar. Dicha inflamación se puede producir por los siguientes motivos:

- **Mecánico:** la obstrucción por un cálculo produce inflamación de la pared.
- **Químico:** sustancias que producen la inflamación.
- **Bacteriano:** se produce una infección por bacterias que genera una inflamación de la pared de la vesícula.

¿CUÁLES SON SUS SÍNTOMAS?

En muchas ocasiones comienza como un cólico biliar que en vez de ir mejorando empeora. El dolor no se queda localizado en la zona y se generaliza por todo el abdomen, aunque es muy característico el dolor mientras se palpa el hipocondrio derecho. La fiebre no suele ser muy elevada pero es frecuente. Son muy característicos los escalofríos.

COMPLICACIONES QUE PUEDEN APARECER EN LA COLECISTITIS

- **Infección:**como ya hemos visto, se puede producir una infección por la obstrucción continuada.
- **Gangrena y perforación:** la inflamación produce una disminución de la vascularización de la pared de la vesícula hasta que se necrosa el tejido. Esto puede derivar en una perforación. En muchas ocasiones el paciente siente alivio del dolor porque la vesícula se descomprime.
- **Íleo biliar:** es una obstrucción del intestino porque un cálculo pasa al duodeno a través de una fístula (una comunicación entre la vesícula y el intestino).

¿CUÁL ES SU TRATAMIENTO?

El tratamiento de elección es la cirugía. Mientras se realiza es necesario que el enfermo no ingiera nada y permanezca en dieta absoluta.

Es necesario añadir fármacos para el dolor ya que este puede resultar muy intenso. Los antibióticos se ponen como tratamiento y para preparar para la cirugía.

Cloledocolitiasis

Tras una colelitiasis el cálculo puede pasar al colédoco. La clínica es similar y el paciente puede encontrarse sin síntomas durante mucho tiempo. Las complicaciones también pueden aparecer en la coledocolitiasis.

- **La colangitis:** es la inflamación de la pared que se produce por una obstrucción y normalmente se infecta por bacterias. Por este motivo, es frecuente y se observa que el paciente no evoluciona tan rápidamente como si se tratara de una litiasis biliar sin complicación.
- **Ictericia:** la coloración amarillenta de la piel y de las mucosas por el cúmulo de bilirrubina es frecuente cuando el colédoco se encuentra obstruido durante cierto tiempo.
- **Pancreatitis.**

RECUERDE

- La causa más frecuente de hepatitis es la infecciosa.

- Existen diferentes virus con afinidad especial por el hígado que producen hepatitis aguda.

- La evolución y el pronóstico de la hepatitis varía según el virus productor de la misma.

- La vía de adquisición de la hepatitis depende del tipo de virus.

- El tratamiento de la hepatitis aguda es de soporte (mantener el confort del paciente y en caso de gravedad mantener sus funciones vitales) ya que no existe ningún tratamiento específico eficaz.

- Existe profilaxis para adquirir la inmunización frente a la hepatitis.

- Las hepatitis víricas están producidas por ciertos virus que presentan especial afinidad por el hígado.

- Existen varios virus capaces de producir hepatitis y que presentan diferentes mecanismos de transmisión y diferentes evoluciones clínicas.

- El tratamiento de la hepatitis aguda es inespecífico.

- En las hepatitis crónicas se puede emplear el interferón. No todos los pacientes son candidatos para tomarlo y en algunos que lo inician es necesario retirarlo por los efectos secundarios que produce.

- La cirrosis es una lesión irreversible del hígado que se produce por diversas enfermedades que afectan a este órgano.

- El término cirrosis se relaciona directamente con el alcohol. Aunque el alcohol es una de las causas más frecuentes de cirrosis no es la única.

- La cirrosis no tiene curación pero con tratamiento y medidas de mantenimiento puede estabilizarse.

- El trasplante hepático ha aumentado la esperanza de vida de múltiples enfermos.

- Cuando se realiza un trasplante hepático la supervivencia es alta.

- Es necesario que se paute un tratamiento que disminuya la actividad inmunológica del enfermo para que no se produzca el rechazo del nuevo órgano.

CUESTIONARIO

1. **¿Cuántos virus producen hepatitis?**
   a) Sólo uno.
   b) Dos.
   c) Existen varios virus que producen hepatitis. Están descritos el virus de la hepatitis A, B, C, D, E, G y F.

2. **¿Cómo se transmite el virus de la hepatitis A?**
   a) A través de transfusiones sanguíneas.
   b) Es una transmisión fecal-oral.
   c) Por vía sexual.

3. **¿Cómo se transmite el virus de la hepatitis B?**
   a) Por vía parenteral y sexual.
   b) Por vía fecal-oral.
   c) A través de secreciones respiratorias.

4. **¿Existen vacunas para la hepatitis?**
   a) Para la hepatitis A.
   b) Para la hepatitis B.
   c) Ambas son correctas.

5. **¿Cuánto duran los síntomas de una hepatitis A?**
   a) Una semana.
   b) Seis meses.
   c) Depende del episodio pero suele durar unos veinte días.

6. **¿Cuál es el tratamiento de la hepatitis A?**
   a) Los antibióticos.
   b) No existe un tratamiento específico.
   c) Cirugía.

7. **¿Puede tener complicaciones la hepatitis?**
   a) La hepatitis C.
   b) La hepatitis B.
   c) Ambas son ciertas.

8. **¿Cuál es la complicación más frecuente de la hepatitis B?**
   a) La hepatitis crónica.
   b) La cirrosis hepática.
   c) El sangrado.

9. **¿Cuál es la complicación más frecuente de la hepatitis C?**
   a) La hepatitis crónica.
   b) La cirrosis hepática.
   c) El sangrado.

10. **¿Cómo se llama el fármaco para el tratamiento de la hepatitis crónica B o C?**
   a) Amoxicilina.
   b) Insulina.
   c) Interferón.

PÁNCREAS: UNA GLÁNDULA FUNDAMENTAL

El páncreas es un órgano del aparato digestivo cuya estructura es compleja, ya que está formado por diferentes células capaces de producir enzimas fundamentales para la digestión y los procesos vitales del organismo. Una de estas enzimas es la *insulina*. La insulina es la hormona que degrada la glucosa (el azúcar) que es uno de nuestros nutriente principales y del que obtenemos mayor energía para realizar la mayoría de las reacciones químicas del cuerpo. Sin embargo, la insulina no es la única hormona que segrega el páncreas, también proporciona *glucagón, amilasa, lipasa, somatostatina,* etc. Todas ellas implicadas en los procesos de degradación de los principios activos de los nutrientes y de producción de las sustancias necesarias para las reacciones químicas del organismo.

La situación anatómica del páncreas también lo convierte en un órgano característico y complicado. Las hormonas que produce llegan al intestino delgado a través de un conducto (el conducto pancreático) que se junta previamente con el conducto de la vesícula biliar y con los conductos hepáticos. Esto hace que la inflamación que sufre el páncreas durante la pancreatitis afecta a gran parte del aparato digestivo. El páncreas también se encuentra directamente relacionado con la aorta, el estómago y el bazo.

Las enfermedades que afectan al páncreas se conocen como pancreatitis (aguda y crónica). Existen diversas causas que producen pancreatitis y que veremos a continuación.

El *cáncer de páncreas* es una enfermedad grave y de difícil tratamiento.

PANCREATITIS: AGUDA Y CRÓNICA

La diferencia entre pancreatitis aguda y crónica depende de si se produce afectación permanente o aguda de la función

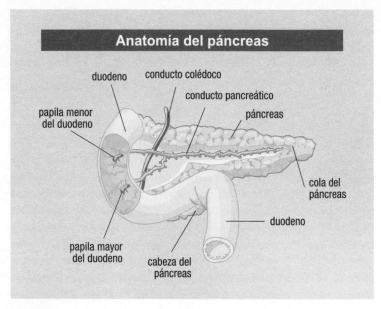

Anatomía del páncreas

duodeno

conducto colédoco

conducto pancreático

papila menor
del duodeno

páncreas

cola del
páncreas

duodeno

papila mayor
del duodeno

cabeza del
páncreas

Anatomía del páncreas. El conducto de secreción del páncreas desemboca en el duodeno.

del páncreas. En la pancreatitis aguda, el páncreas vuelve a establecer sus funciones de un modo normal. En la pancreatitis crónica esto no sucede y existen daños irreparables.

¿Qué es la pancreatitis aguda?

En esta enfermedad se produce una inflamación repentina del páncreas con una mejoría posterior. Algunos pacientes tienen más de un episodio de pancreatitis, se recuperan plenamente después de cada uno de ellos, hasta que se vuelven a reproducir los síntomas. Estos síntomas son tan característicos que es el propio paciente el que sabe que de nuevo padece una pancreatitis y así se lo explica a su médico.

Los motivos que con mayor frecuencia producen una pancreatitis son:

- El abuso de alcohol.

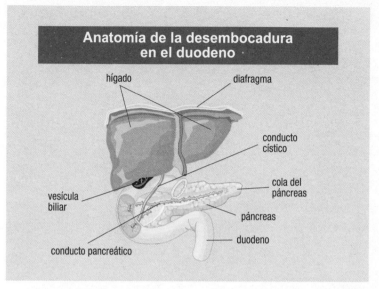

Anatomía de la desembocadura en el duodeno

hígado

diafragma

conducto cístico

cola del páncreas

páncreas

duodeno

vesícula biliar

conducto pancreático

Anatomía de la desembocadura en el duodeno de los canalículos hepato-biliares y del páncreas.

- Los cálculos biliares. Como ya mencionamos, la relación anatómica entre los conductos secretores del páncreas y los del hígado y vesícula, hace que la presencia de cálculos en la vesícula o en su conducto afecte en gran medida al páncreas, pudiendo llegarse a producir una pancreatitis.

Otras causas menos frecuentes son:

- El **uso de fármacos** como el estrógeno, el ácido valproico, tetraciclinas, etc.
- **Traumatismos abdominales.**
- **Posoperatorios de cirugías** del abdomen.
- **Infecciones.** Aunque no es frecuente, ciertas infecciones pueden producir pancreatitis (como la parotiditis, hepatitis virales o el citomegalovirus, la tuberculosis o la candidiasis.
- **La úlcera péptica** que penetra dentro del páncreas produce una pancreatitis.

- **Enfermedades inmunes.** Estas enfermedades que afectan los vasos de diferenter resgiones anatómicas produciendo *vasculitis* (como el lupus, la púrpura trombopénica trombocitopénica) también pueden producir pancreatitis.
- **Malformación del páncreas,** como la conocida como *páncreas divisum* (páncreas dividido en dos partes), también puede ser una causa de pancreatitis. En un 15 por 100 de los episodios de pancreatitis agudas la causa queda sin diagnosticar.

¿CUÁLES SON SUS SÍNTOMAS?

El *dolor* es el síntoma más característico. Se trata de un dolor penetrante, continuo, que no varía con los movimientos respiratorios aunque suele empeorar cuando el paciente se tumba. Suele estar localizado en mesogastrio y se irradia hacia la espalda. Se define en numerosas ocasiones como un dolor «en cinturón». Algunos pacientes pueden no presentar este dolor. En algunos casos, el dolor abdominal desaparece con el progreso de la enfermedad.

Otros síntomas son *pérdida de peso*, aun cuando su apetito y la ingesta de alimentos son normales. Los pacientes también presentan frecuentemente náuseas y vómitos.

Los nutrientes sin digerir, grasas, proteínas y azúcares, se pierden a través de las heces. El motivo es porque el páncreas no segrega la cantidad adecuada de enzimas para realizar la digestión de los alimentos, los nutrientes no se pueden absorber normalmente.

Si la pancreatitis llega a estadios más avanzados puede aparecer *diabetes*. No hay que olvidar que en el páncreas se encuentran las células productoras de la insulina, la hormona que degrada la glucosa y que la diabetes se produce cuando el organismo no puede degradarla.

En el paciente que sufre pancreatitis podemos encontrar muchos signos significativos e indicativos de pancreatitis. El paciente suele presentar fiebre, frecuencia cardiaca elevada e hipotensión. El abdomen suele estar contracturado y existe un dolor difuso generalizado. Podemos objetivar una masa palpable en la parte superior del abdomen. El *signo de Cullen* se refiere a una coloración azulada alrededor del ombligo. El *signo de Turner* es una coloración rojiza-azulada-verdosa en los flancos (laterales del abdomen). No siempre aparecen todos los signos y síntomas y no todos los pacientes presentan cada uno de ellos.

COMPLICACIONES DE LA PANCREATITIS AGUDA

Las complicaciones que aparecen en la pancreatitis agudas pueden ser precoces o tardías. Dentro de las complicaciones precoces aparecen aquellas relacionadas con las alteraciones que produce un proceso agudo como la inflamación del páncreas, que por su importancia y su localización anatómica puede producir serios problemas. Podemos encontrar una obstrucción intestinal, una obstrucción del colédoco (conducto de salida de las secreciones de la vesícula biliar), rotura del bazo, hemorragia digestiva, etc.

Las complicaciones tardías pueden resultar peligrosas y determinan la evolución del proceso. Son:

- **Flemón pancreático:** es una tumoración del propio páncreas que se produce por la inflamación que sufre. El flemón produce dolor intenso y una persistencia de la fase aguda de la enfermedad (el enfermo no evoluciona todo lo bien que se podría esperar). El problema añadido de los flemones pancreáticos es que pueden infectarse, y formarse abscesos.
- **Absceso pancreático:** el paciente tiene fiebre, y muy mal estado general motivado por la infección. Es necesario recurrir al drenaje quirúrgico además del tratamiento antibiótico, porque este último no suele ser suficiente, ya que por la localización de los mismos no logramos que el antibiótico llegue correctamente. Los microorganismos

que producen esta sobreinfección pancreática son habituales de la flora intestinal.

- **Pseudoquiste pancreático:** aparecen en la evolución de una pancreatitis y pueden conllevar serias complicaciones porque pueden sobreinfectarse, sangrar e incluso romperse. En algunas ocasiones es necesario el drenaje quirúrgico.

- **Ascitis pancreáticas y derrames pleurales:** la *ascitis* es líquido libre en la cavidad abdominal y se produce por diversas causas. El *derrame pleural* es la acumulación de líquido en la pleura, una fina envoltura que recubre los pulmones. En la pancreatitis pueden producirse estas alteraciones por la obstrucción del conducto pancreático.

El diagnóstico de las complicaciones se realiza mediante pruebas de imagen como la ecografía y el escáner. El tratamiento consiste en colocar una sonda nasogástrica (se introduce una sonda por la nariz del paciente que va por el esófago hasta el estómago, por aspiración a través de la sonda se recogen los jugos gástricos para mantener en absoluto reposo al páncreas, ya que el contenido gástrico del estómago producen la secreción pancreática). Es necesario reponer líquidos y dar tratamiento antibiótico si existe infección. En algunas ocasiones este tratamiento médico no es suficiente y debemos recurrir a la cirugía.

¿CÓMO SE DIAGNOSTICA?

El diagnóstico de la pancreatitis aguda lo realizará el médico por:

- **La clínica** que cuenta el paciente.
- **Los antecedentes** del paciente (si es bebedor de alcohol importante, si presenta o ha presentado cálculos en la vesícula, etc.).
- **Los síntomas** que encuentre en la exploración física.
- **Datos de laboratorio:** en la analítica vamos ha encontrar datos concluyentes que ratifiquen la sospecha de la

pancreatitis haciendo que el médico llegue al diagnóstico. El dato más importante y significativo es la elevación de la *amilasa sérica*. La amilasa es una enzima muy específica del páncreas. Una amilasa normal no descarta pancreatitis.

–Elevación de la **lipasa sérica.** Es aún más específica de enfermedad pancreática.

–**Leucocitosis:** aumentan los leucocitos

–**Hiperglucemia:** aumento de la glucosa en sangre, por la alteración del metabolismo de la insulina.

Diagnóstico por imagen

- **Radiografía de abdomen:** con una radiografía de abdomen el médico puede encontrar datos que le orienten hacia la sospecha de una pancreatitis, pero no habrá ningún dato 100 por 100 específico. Sirve para descartar otros diagnósticos y por si existe alguna complicación.

- **Ecografía abdominal:** en muchas ocasiones el radiólogo no puede visualizar el páncreas pero puede objetivar si hay piedras en la vesícula, si hay edema (que es una complicación importante de la pancreatitis).

- **Tomografía computerizada (TC):** es el conocido escáner. Es la prueba que confirma el diagnóstico de pancreatitis. Predice la gravedad del proceso al objetivar las posibles complicaciones tardías.

¿CUÁL ES SU TRATAMIENTO?

- **Tratamiento del dolor:** dado el dolor tan agudo y penetrante que produce la pancreatitis, es una de las primeras medidas que debemos adoptar para el tratamiento. Los analgésicos habituales no suelen ser suficientes.

- **Líquidos:** es necesario reponer líquidos de manera intravenosa.

- **Dieta absoluta:** con la ingesta, el páncreas segrega sustancias y no permanece en reposo. Para curar la pancreatitis es necesario que el páncreas se encuentre en reposo y por ese motivo se deja al paciente en dieta absoluta. En algunas ocasiones puede ser necesario colocar una *sonda nasogástrica*, que como comentamos con anterioridad logra que el estómago no tengas contenido en su interior y así no se estimule la secreción del páncreas.

- **Tratamiento de complicaciones:** tanto si son complicaciones de la glándula como si son de las alteraciones del metabolismo que se detectan en la analítica.
- **Tratamiento quirúrgico:** suele ser necesario en caso de las complicaciones, ya que se puede producir una hemorragia o una infección, requiriéndose el drenaje porque los antibióticos pueden no llegar correctamente a esta región anatómica.

No siempre es necesario el ingreso hospitalario en una pancreatitis. Éste será valorado por los médicos que traten al paciente y dependerá del grado de complicaciones posibles, de la edad del paciente, y de la gravedad actual del caso que estará determinada por características individuales del enfermo y de valores analíticos que indican las alteraciones metabólicas que está produciendo la enfermedad. La pancreatitis aguda es una enfermedad complicada y aunque suele evolucionar favorablemente non podemos olvidar las complicaciones posibles de su proceso y que pueden poner en riesgo la vida del paciente.

Pancreatitis crónica

La pancreatitis crónica puede presentarse de dos formas diferentes:

- Episodios de pancreatitis aguda superpuestos y recurrentes que van deteriorando progresivamente el páncreas y su función.
- Dolor y mala absorción de nutrientes: el páncreas sufre una lesión continua y no segrega las enzimas necesarias para la digestión de los nutrientes. El dolor es una constante en la pancreatitis.

Los motivos que producen la pancreatitis crónica son similares a los que producen la pancreatitis aguda. El alcoholismo, los cálculos en el conducto de la vesícula. Es importante destacar que en más del 25 por 100 de los casos no se conoce ni se encuentra la causa.

¿CUÁLES SON SUS SÍNTOMAS?

Al igual que en los procesos agudos de la pancreatitis el paciente sufre dolor cuya intensidad varía de un enfermo a otro.

En la pancreatitis crónica aparecen signos de mala absorción con esteatorrea (diarrea con nutrientes no digeridos y no absorbidos).

¿CÓMO SE DIAGNOSTICA?

El diagnóstico se determina con la clínica que presenta el paciente y con las pruebas de imagen, donde se pueden observar calcificaciones en el páncreas y podemos ver alteraciones en la estructura anatómica del mismo.

En algunas ocasiones será necesario realizar la biopsia del páncreas para realizar el diagnóstico diferencial con el cáncer.

La colangiopancreatomografía retrógrada endoscópica (CPRE): éste es el complicado nombre de una prueba muy importante para poder visualizar el conducto pancreático y biliar. Como estos conductos desembocan en la segunda porción del duodeno, por medio de una endoscopio podremos encontrar *la papila* que es el orificio de salida de dichos conductos. Por la papila se puede inyectar contraste que rellena los conductos y mediante una radiografía objetivarlos. Así se observan alteraciones anatómicas y complicaciones. En algunas ocasiones la CPRE puede resultar terapéutica ya que al abrir la papila pueden salir cálculos lográndose la curación.

¿CUÁL ES SU TRATAMIENTO?

Si la pancreatitis crónica cursa con episodios repetidos de pancreatitis aguda se tratará del mismo modo que esta última.

El tratamiento de la pancreatitis aguda va dirigido frente al *dolor* y frente a la *mala absorción*.

Se recomienda al paciente realizar una dieta sana, en la que evite las comidas copiosas y muy grasas que requieran una digestión importante.

En algunas ocasiones es necesario recurrir a la amputación por medio de cirugía de una parte del páncreas.

El médico trata la pancreatitis crónica calmando el dolor y manejando los problemas nutricionales y metabólicos. El paciente puede reducir la pérdida de grasas y proteínas en las heces mediante una restricción en las grasas y tomando comprimidos que contengan enzimas pancreáticas. Esto puede resultar en una mejor nutrición y ganancia de peso. A veces se requiere insulina u otras drogas para el control del azúcar en sangre.

En algunos casos es necesaria la cirugía para calmar el dolor mediante el drenaje amplio del conducto pancreático. A veces, una parte del páncreas es removido como tentativa para calmar el dolor crónico.

Los pacientes deben dejar de beber, adherir a las dietas prescriptas, y tomar la medicación apropiada con el objeto de tener menos y más moderados ataques.

CÁNCER DE PÁNCREAS

El cáncer de páncreas es una enfermedad agresiva de difícil tratamiento. Los factores de riesgo en el cáncer de páncreas no son tan claros como en otros tumores. *El tabaco* parece ser la causa más frecuente, la pancreatitis crónica también se ha relacionado con esta neoplasia pero no hay ningún estudio relevante. El café, el alcohol o la colelitiasis no se han relacionado directamente con la enfermedad.

¿Cuáles son sus síntomas?

- **Ictericia:** la ictericia es la coloración amarillenta de la piel, conjuntiva y/o mucosas por acumulación de la bilirrubina. La bilirrubina no se degrada correctamente por la desestructuración del colédoco.

- El resto de los síntomas no suelen ser muy significativos y son insidiosos lo que hace que en numerosas ocasiones se retrase el diagnóstico. Sin embargo, la mayoría presentan *dolor y pérdida de peso.*
- **Signo de Courvoisier:** es cuando se palpa la vesícula biliar en el abdomen del paciente. El cáncer de páncreas produce una desestructuración anatómica que puede a llegar a afectar a la vesícula y al colédoco con una inflamación de los mismos haciendo que pueda palparse.

¿Cómo se diagnostica?

Es muy importante que el médico realice una buena historia clínica para poder sospechar la enfermedad y pedir las pruebas diagnósticas, ya que se trata de una enfermedad muy inespecífica.

Ante la sospecha de un cáncer de páncreas se pueden hacer numerosas pruebas para diagnosticarlo.

- **Laboratorio:** existen sustancias que si se encuentran elevadas nos hacen pensar que existe un cáncer de páncreas. Son el antígeno carcinoembrionario (CEA) y el CA 19-9. Sin embargo, por sí solos no son diagnósticos.
- **Pruebas de imagen:** son imprescindibles para el diagnóstico, aun así es difícil detectar el cáncer en fases muy iniciales. Es necesario realizar *ecografía abdominal y escáner.* Cuando se realizan es importante no sólo observar el páncreas sino el hígado, los ganglios y la pelvis para ver cuan extendida puede estar la enfermedad.
- **CPRE:** en esta prueba se puede observar si hay alteraciones en conducto (que pueden o no estar), por lo que es en realidad una prueba de diagnóstico que nos muestra signos indirectos.

¿CUÁL ES SU TRATAMIENTO?

Ante todo, es necesario dar un gran apoyo al paciente ya que es una enfermedad grave y el dolor puede ser uno de los síntomas característicos y habrá que dar un tratamiento paliativo para el mismo.

La única posibilidad de curación es mediante la *cirugía*, pero no siempre es posible realizarla, porque cuando descubrimos la enfermedad el cáncer puede estar demasiado extendido.

La quimioterapia unida a la radioterapia puede aumentar la supervivencia.

RECUERDE

- Las causas más frecuentes de la pancreatitis agudas son la litiasis biliar y el alcohol.

- El dolor en forma de cinturón es la clínica más frecuente. Este dolor va desde la región epigástrica hacia la espalda.

- La pancreatitis crónica se produce como un dolor crónico o como episodios de reagudización de pancreatitis aguda.

- En algunas ocasiones no se consigue descubrir cuál es la causa que produce la pancreatitis crónica.

- El diagnóstico se realiza con la clínica, las pruebas analíticas y pruebas de imagen.

- El tratamiento es médico y puede que requiera ingreso hospitalario porque pueden aparecer complicaciones.

CUESTIONARIO

1. **¿Cuál es la función principal del páncreas?**
   a) Participar en el sistema inmunitario del cuerpo humano.
   b) Interviene en la secreción de hormonas que metabolizan sustancias como la glucosa.
   c) Participa en la absorción de los nutrientes.

2. **¿Cuál es el síntoma más frecuente de la pancreatitis aguda?**
   a) El dolor.
   b) La diabetes.
   c) El sangrado activo.

3. **¿Cuál de las siguientes es causa de pancreatitis aguda?**
   a) La litiasis biliar.
   b) El alcoholismo.
   c) Ambas.

4. **¿Existe la pancreatitis crónica?**
   a) Sí y consiste en una pancreatitis aguda que no se ha curado correctamente.
   b) No, sólo existe la pancreatitis aguda.
   c) Sí, puede manifestarse como un dolor más o menos soportable crónico o como episodios de pancreatitis aguda.

5. **¿Es necesario el ingreso hospitalario en la pancreatitis aguda?**
   a) Sí, siempre.
   b) No, nunca.
   c) Depende del estado del paciente y de las posibles complicaciones que pueda presentar el episodio de pancreatitis.

6. **¿Cuál es el agente más frecuente que produce cáncer de páncreas?**
   a) El exceso de grasas.
   b) El tabaco.
   c) El sobrepeso.

7. **¿Cuál es el tratamiento curativo del cáncer de páncreas?**
   a) La cirugía.
   b) La quimioterapia.
   c) La radioterapia.

8. **¿Cuál es el síntoma más frecuente en el cáncer de páncreas?**
   a) La ictericia.
   b) El dolor.
   c) La mala absorción.

9. **¿Por qué no es un cáncer de buen pronóstico?**
   a) Porque es muy agresivo.
   b) Porque se diagnostica tarde.
   c) Porque da muchas metástasis.

10. **¿A qué edad es más frecuente que aparezca el cáncer de páncreas?**
    a) En la primera treintena de la vida.
    b) A los cincuenta años.
    c) Mayores de sesenta años.

EL BAZO: UN GRAN DESCONOCIDO

El bazo es un órgano situado en la región anatómica del hipocondrio izquierdo. En condiciones normales no se suele palpar, y si se palpa nos indica que está agrandado por diferentes causas, entre las que encontramos como más frecuentes neoplasias e infecciones.

La función del bazo está definida dentro de las funciones de la inmunidad y de la hematología del cuerpo humano. Sin embargo, por su localización anatómica vamos a realizar en este libro una breves consideraciones de dos enfermedades frecuentes:

- La rotura de bazo.
- La mononucleosis infecciosa.

ROTURA DE BAZO

La causa más frecuente de la rotura de bazo es el accidente de tráfico, aunque también se puede producir por heridas de arma blanca o arma de fuego, o por caídas. El bazo es un órgano que tiene mucha vascularización y por donde pasa la sangre de todo el organismo, por este motivo su fractura resulta muy peligrosa porque el paciente puede desangrarse rápidamente.

El único tratamiento que tiene la rotura de bazo es la cirugía en la cual se extirpa este órgano.

MONONUCLEOSIS INFECCIOSA

La *mononucleosis infecciosa* es una enfermedad producida por el virus de Epstein-Barr. Es frecuente en la infancia y en la adolescencia. Se conoce como *enfermedad del beso* porque se transmite a través de la saliva.

El virus afecta a la faringe produciendo dolor de garganta, a los ganglios (tejido linfoide) y al bazo.

¿Cuáles son sus síntomas?

El período de incubación es de cuatro a seis semanas. El paciente presenta malestar general, y dolor muscular inespecífico. Después aparece el dolor de garganta (por la inflamación de la faringe), fiebre y ganglios, sobre todo en la región lateral del cuello (que se conocen como adenopatías). El bazo aumenta de tamaño. Esto puede producir sensación de plenitud y malestar gastrointestinal.

¿Cómo se diagnostica?

Se realiza gracias a la clínica del paciente, a la exploración física y mediante el análisis de sangre donde se observa un aumento de los linfocitos y con una prueba específica que permite detectar el virus en la sangre.

¿Cuál es su tratamiento?

No existe un tratamiento específico para la mononucleosis infecciosa. Es necesario que el paciente guarde reposo y disminuirle la fiebre.

CUESTIONARIO

1. **¿Dónde se encuentra situado el bazo?**
   a) En el epigastrio.
   b) En el hipocondrio derecho.
   c) En el hipocondrio izquierdo.

2. **¿El bazo pertenece al aparato digestivo?**
   a) Sí.
   b) No.
   c) Sí, aunque realiza otras funciones diferentes a las digestivas.

3. **¿Cuál es la función del bazo?**
   a) La función de metabolizar los alimentos.
   b) La función de absorber los nutrientes.
   c) Función del sistema inmunológico.

4. **¿A qué sistema anatómico pertenece el bazo?**
   a) Al sistema digestivo.
   b) Al sistema respiratorio.
   c) Al sistema linfocitario.

5. **¿Cuál es el nombre de una infección que se produce en el bazo?**
   a) Mononucleosis infecciosa.
   b) Enfermedad del beso.
   c) Ambos nombres son correctos.

6. **¿Cómo se llama el virus que la produce?**
   a) Virus del bazo.
   b) Virus de la inmunodeficiencia humana.
   c) Virus de Epstein-Barr.

7. **¿Cómo se contagia la mononucleosis infecciosa?**
   a) Por medio de la sangre.
   b) Por medio de la saliva.
   c) Por medio de la materia fecal.

8. **¿Cuál es una complicación importante que se puede producir en el bazo?**
   a) La rotura.
   b) La necrosis.
   c) La obstrucción.

9. **¿Cuál es la causa más frecuente de rotura del bazo?**
   a) Los traumatismos.
   b) La mononucleosis infecciosa.
   c) La obstrucción intestinal.

10. **¿Cuál es el tratamiento de la rotura de bazo?**
   a) Tratamiento de reposo.
   b) Cirugía.
   c) Tratamiento médico.

ENFERMEDADES DIGESTIVAS EN LOS NIÑOS

Los niños poseen características anatómicas y fisiológicas específicas que se van modificando con el crecimiento hasta adquirir la estructura y funcionalidad adulta.

Cuando un niño nace, tiene desarrollado en su totalidad el aparato digestivo. Las enfermedades que encontramos en los niños de un modo más específico son:

- **Cólicos de lactante:** durante los primeros meses de vida el niño puede presentar lo que conocemos como **cólicos del lactante.** suelen aparecer en las dos primeras semanas de vida y pueden durar hasta los seis meses. Súbitamente el niño comienza con un llanto incoercible, que no se calma y puede durar varias horas. No se conoce la causa que produce los cólicos del lactante. No existe un tratamiento específico, lo único que se puede hacer es practicarle masajes circulares sobre el abdomen en sentido contrario a las manecillas del reloj y flexiones–extensiones de las piernas. No tienen importancia, salvo que son muy molestos y dolorosos, pero no suponen un peligro para la vida del niño.
- **Malformaciones del aparato digestivo:** al igual que en cualquier otro sistema anatómico, pueden aparecer malformaciones durante el crecimiento del feto. Estas malformaciones pueden estar a nivel vascular o de los órganos que componen el sistema digestivo. La mayoría de las malformaciones se descubren durante los primeros meses de vida si dan síntomas o descibririse casualmente en la edad adulta.
- **Enfermedad celíaca:** se conoce también como *enteropatía por gluten*. La enfermedad celíaca consiste en una alteración en la tolerancia al gluten y una mala absorción. El

gluten es un componente que se encuentra en muchos cereales, sobre todo en el trigo. Se trata de una enfermedad de posible etiología inmunológica. Cuando se introduce el gluten en la dieta el niño presenta una intolerancia a la alimentación que se manifiesta con *diarrea, alteraciones en la mucosa intestinal, pérdida de peso.* Con el tiempo, el paciente refiere otras alteraciones como *dolor óseo, descalcificación de los huesos y fracturas.* El diagnóstico se realiza mediante una biopsia del yeyuno (segunda porción del intestino delgado). También existen pruebas que determinan que se está produciendo una mala absorción y anticuerpos frente a sustancias específicas. El tratamiento consiste en mantener una *dieta sin gluten.* La mejoría se presenta a las pocas semanas aunque en algunos enfermos la biopsia sigue siendo patológica. El pediatra deberá explicarle con exactitud cuáles son los alimentos que no se deben tomar. No se deben tomar alimentos que tengan:

- Trigo.
- Cebada.
- Avena.

Es decir, la mayoría de los cereales, la pasta, muchos productos de pastelería, etc. Los enfermos de enfermedad celíaca pueden tomar patatas, arroz o soja. Existen preparados comerciales que no contienen gluten.

- **La apendicitis:** la apendicitis es una enfermedad propia de la edad infantil y juvenil. Requiere tratamiento quirúrgico y un diagnóstico precoz, ya que las consecuencias pueden ser fatales. (Ver «La apendicitis»).

LA ALIMENTACIÓN EN LA EDAD PEDIÁTRICA

La alimentación en los primeros meses de vida

- Los primeros seis meses: el niño sólo debe comer leche materna o maternizada en caso de que su madre no pueda amamantarle. No se recomienda introducir ningún alimento durante este tiempo.

- En el sexto mes: se introducen verdura, carne, fruta y los cereales sin gluten.
- A partir del séptimo mes se pueden dar cereales que contengan gluten.
- Al noveno mes podemos dar guisantes (que es la primera legumbre que se introduce en la dieta) y la yema de huevo.
- Hasta el año no se introduce el pescado.

La alimentación durante la infancia

En todas las épocas de la vida es fundamental realizar una alimentación equilibrada. Durante la infancia, mientras se efectúa el crecimiento, es en extremo importante que no falten los nutrientes esenciales y que no se produzcan carencias nutricionales.

La educación sobre la alimentación determinará que durante la época adulta se realice una dieta equilibrada y sana, lo que resulta una de las medidas preventivas para evitar enfermedades como la obesidad y las enfermedades cardiovasculares. Enseñar a comer bien y de manera equilibrada a un niño es una de las mejores enseñanzas que se le pueden dar.

RECUERDE

En la alimentación de los más pequeños:

● En niños con posibilidades de ser alérgicos, porque tengan un padre con alergia, la pauta de introducción de los alimentos puede variar.

● Consulte siempre con su pediatra la alimentación de los niños.

● No le dé alimentos que no estén recomendados para la edad del niño.

● Ante cualquier anomalía que aparezca consulte con su pediatra. Los niños pueden presentar intolerancias o alergias a ciertos alimentos.

En la alimentación de los niños mayores:

● No deben producirse carencias de nutrientes durante la época de crecimiento.

● Es fundamental realizar una buena enseñanza sobre hábitos alimentarios. Enseñar a comer de una manera equilibrada supone un seguro frente a múltiples enfermedades futuras.

ALIMENTACIÓN: DIETA SANA Y EQUILIBRADA, UNA PRÁCTICA FUNDAMENTAL PARA TENER UNA BUENA SALUD

Desde la antigüedad se sabe de la importancia que la dieta tiene para una buena salud. La incorrecta alimentación trae consigo múltiples enfermedades, desde infecciones hasta alteraciones en el perfil del colesterol que pueden desencadenar enfermedades cardiovasculares.

La salud alimenticia comienza desde una buena higiene bucal como hemos visto en el capítulo correspondiente. Para que la dieta resulte equilibrada es necesario que aportemos al

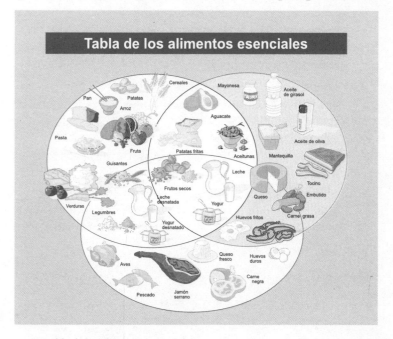

La tabla de los alimentos esenciales.

cuerpo los nutrientes necesarios para la vida y en sus cantidades adecuadas.

Se denominan nutrientes esenciales a aquellos que son indispensables para que se desarrollen las funciones metabólicas y que no pueden ser producidos por el cuerpo humano. Los más importantes son:

- **El agua:** el agua es uno de los compuestos más abundantes del cuerpo humano y es esencial para la vida. Se recomienda beber al menos dos litros diarios en una persona adulta. La intoxicación causada por agua es muy poco habitual.
- **Proteínas:** las proteínas son sustancias que están formadas por aminoácidos. La unión de varios aminoácidos crea una proteína. Existen nueve aminoácidos esenciales: treonina, valina, isoleucina, leucina, lisina, triptófano, metionina, fenilalanina e histidina.
- **Grasas:** las grasas no deben suponer más del 30 por 100 de la energía total de la dieta. Son fundamentales para la síntesis de ciertas hormonas. Si la dieta es demasiado rica en grasas se pueden producir enfermedades cardiovasculares como infarto de corazón, cerebral, etc.
- **Minerales y vitaminas:** es necesario tomar las cantidades adecuadas, ya que el exceso de las mismas es tan grave como la carencia.
- **Lácteos:** estos productos son importantes para mantener los niveles de calcio del organismo. El consumo de calcio debe ser acumulativo. Los niveles de calcio del organismo se deben mantener desde la infancia ya que serán importantes en las mujeres durante el embarazo y en la vejez.

¿CÓMO VALORAMOS EL ESTADO NUTRICIONAL? ¿QUÉ DATOS EMPLEA EL MÉDICO?

En condiciones normales, si la falta o el exceso de nutrición no es muy grave no se aprecian signos clínicos. Los síntomas de la malnutrición aparecen en países subdesarrollados y a veces en niños.

El exceso de alimentación se objetiva físicamente con el *exceso de peso*. Para constatar cuál es el peso exacto que requiere una persona es necesario que lo calculemos de acuerdo con su talla. Así, es importante tener su peso y su talla. Existe una fórmula que nos ayuda a calcular un parámetro muy importante: *el índice de masa corporal*. Esta medida nos resulta útil para controlar el peso de acuerdo con la estatura.

La fórmula para calcular el índice de masa corporal es:

IMC = peso (en kg) / estatura (en m).

Así, se considera que:

- El valor normal del IMC está entre 18,5 – 24,9 kg / m.
- Sobrepeso se define con un IMC entre 25 – 29,9 kg / m.
- Obesidad valores entre 30 – 39,9 kg / m.

En el laboratorio se pueden analizar múltiples datos como:

- **El perfil lipídico:** así valoramos el colesterol (en todos sus componentes, el colesterol conocido popularmente como «bueno» y el «malo». Estos términos se refieren al HDL y LDL respectivamente. El primero representa el colesterol que recoge el exceso de grasa del organismo para ser metabolizarlo y eliminado, mientras que el LDL, es el que se puede acumular en los vasos y producir las complicaciones cardiovasculares) y los triglicéridos. Las cifras de colesterol varían continuamente porque cada vez se considera más importante la implicación de estos valores en dichas enfermedades.
- **Análisis de los diferentes compuestos:** podemos medir el ácido fólico, la vitamina B_{12}, el hierro, etc.

Si quiere adelgazar, le recomendamos:

- Si tiene sobrepeso, es recomendable eliminarlo. Esto supone un seguro de salud y un bienestar físico.

- Nunca lo haga por su cuenta, consulte al médico.
- Evite las dietas populares no controladas.
- No se debe tomar ningún medicamento para adelgazar a no ser que se lo prescriba un médico cualificado.
- No olvide que aunque desee adelgazar es necesario llevar una dieta equilibrada en la que se consuman todos los tipos de alimentos en las cantidades adecuadas.
- El ejercicio es fundamental como complemento de las dietas, ya que no sólo ayuda a perder kilos más rápido, sino que además mantiene una mejor forma física y disminuye la ansiedad del hambre que produce la dieta.

DIETA MEDITERRÁNEA

Es frecuente oír hablar de la dieta mediterránea. Como dieta mediterránea se entiende aquella en la que se consumen frutas, hortalizas y cereales, junto con carne y pescado (en menor cantidad). Desde la antigüedad la base de la dieta mediterránea fueron las verduras, hortalizas y frutas porque el clima mediterráneo permite los cultivos abundantes y diversos de estos productos. En la actualidad se sigue considerando como un ejemplo a seguir de dieta equilibrada.

¿SABÍA USTED QUE...?

CREENCIAS POPULARES SOBRE LAS ENFERMEDADES DIGESTIVAS ¿CUÁNTO HAY DE REALIDAD EN ELLAS?

La salud es algo de todos desde el mismo instante en el que nacemos. Toda nuestra vida la pasamos en un equilibrio entre la vida y la muerte. La enfermedad nos acerca a esta última con patologías graves o, en ciertas ocasiones, nos disminuye nuestra calidad de vida con aquellas que no nos ponen en peligro, pero que su padecimiento nos atormenta.

Por este y otros motivos, la salud es un tema de conversación habitual entre todos nosotros. Sin embargo, la Medicina es una ciencia tan compleja como otras y se debe conocer en profundidad para emitir juicios de diagnóstico o de recomendación. En muchas ocasiones, las ideas que se tienen a nivel popular no se corresponden con una realidad científica. En este capítulo comentaremos algunos conceptos que se emplean habitualmente. Vamos a ver cuanto tienen de real o irreal.

CORTE DE DIGESTIÓN

Es una expresión muy significativa y concluyente «se corta la digestión»: el proceso digestivo tras la ingesta de alimentos se interrumpe de un modo brusco. Pero científicamente esto no es así. El problema es que al meternos en el agua se produce una redistribución vascular. Si existe alguna afectación cardíaca esto puede causar un síncope, la pérdida de conocimiento posterior y por consiguiente puede producirse el ahogamiento. Esto suele suceder tras introducirse en el agua. Por este motivo, se espera un tiempo prudencial antes de bañarnos después de la comida. Es frecuente escuchar cómo los niños en verano preguntan insistentemente a sus madre «¿Cuánto tiempo ha pasado y cuándo me puedo bañar?».

DESPUÉS DE LA LECHE NADA ECHES

Esta expresión se utiliza desde tiempos inmemoriales. En realidad no existe ningún principio médico que indique que no se puede tomar nada mientras se digiere un producto lácteo. Puede estar en relación con la mala tolerancia de la digestión que en ciertas ocasiones presentan algunas personas frente a los lácteos, fundamentalmente, a la leche. Si se consume simultáneamente con otros alimentos (lo que demuestra que se come de un modo un tanto desordenado y compulsivo) puede incrementar la sensación de malestar, con náuseas e incluso vómitos. Sin embargo, en personas que presentan digestiones normales y que no tienen intolerancia a los productos lácteos esto no sucede así. Sin embargo, no existe mejor consejo que el que nos damos nosotros mismos, ya que nadie nos conoce mejor. Si, por cualquier motivo, no toleramos bien cualquier alimento, no debemos insistir en tomarlo.

NO CENAR JUSTO ANTES DE IRNOS A DORMIR

Numerosas personas cuentan las noches «tan malas que han pasado» por cenar en exceso. Y lo cierto es que esto es así. Hay que considerar que, anatómicamente, la digestión es un proceso que no se ve favorecido por la posición de decúbito (estar tumbado). El bolo alimenticio debe llevar una progresión descendente (desde la boca al intestino) que hay que facilitar en una posición vertical. Si el paciente presenta *hernia de hiato* o *reflujo gastroesofágico,* el decúbito produce que el bolo y la ácidos gástricos refluyan hacia atrás y empeoren los síntomas de dichas enfermedades o, incluso, puedan llegar a provocarlas. De un tratado de la Edad Media de la escuela de Medicina de Salerno podemos sacar la siguiente lección: «De grandes cenas están las sepulturas llenas».

COMIENDO PIPAS SE PRODUCE APENDICITIS

Cuando los niños consumen pipas en exceso, se escucha a un mayor que protesta por la situación y comenta que se le va a producir una apendicitis. Todos los niños piensan que es el modo de recriminarles que estén comiendo fuera de las horas habituales de las comidas, las cuales se ven considerablemente mermadas en muchas ocasiones por un exceso de ingesta fuera de ellas. Sin embargo, es cierto que la apendicitis es un proceso que se produce por la inflamación y posterior necrosis del apéndice. Los motivos que provocan este proceso no están claramente definidos, pero en numerosas ocasiones se ha comprobado, al extirpar el apéndice, que existe materia fecal que ha impedido el drenaje adecuado, obstruyendo el apéndice, inflamándolo e iniciando dicha afección. Existen casos descritos en los que se han encontrado cáscaras de pipa en el interior del apéndice. La cáscara de la pipa es de pequeño tamaño y no se digiere, lo que hace que llegue al apéndice intacta. Por tanto, las cáscaras de la pipa son potenciales productores de apendicitis, aunque esto no parece ser muy frecuente. (Tampoco hay que dejar de comer pipas con moderación por esto.)

EL ESTRÉS, LOS NERVIOS O EL MALESTAR PSICOLÓGICO PRODUCEN ÚLCERA GÁSTRICA

Aquí sí que podemos afirmar con exactitud que no es así. La úlcera péptica (gástrica o duodenal) se produce por diferentes factores entre los que se encuentra la infección por *Helicobacter pylori*; sin embargo, no se ha demostrado que los nervios, el estrés o cualquier tipo de malestar psicológico produzca úlcera. Es cierto que, cuando nuestro estado emocional se ve alterado, sentimos en el estómago cierta molestia (expresiones como «se me ha cerrado el estómago» o «tengo los nervios agarrados al estómago» son de uso frecuente entre las personas). Esto puede corresponderse con una somatización, pero en ningún caso se produce una lesión como una úlcera.

Sí existe *la úlcera de estrés*, entendiendo por estrés el que sufre el cuerpo como en el caso de grandes quemaduras o tras una cirugía.

RESPUESTAS DE
LOS CUESTIONARIOS

Anatomía del aparato digestivo. Exploración

1. a; 2. c; 3. b; 4. b; 5. c; 6. a; 7. b; 8. c; 9. c; 10. a.

Pruebas diagnósticas empleadas en las enfermedades
digestivas

1. c; 2. a; 3. c; 4. b; 5. a; 6. b; 7. c; 8. a; 9. b; 10. c.

La boca: primer paso en la digestión

1. c; 2. b; 3. c; 4. c; 5. a; 6. a; 7. b; 8. c; 9. b; 10. b.

El esófago: el paso hacia el estómago

1. c; 2. b; 3. a; 4. a; 5. c; 6. a; 7. c; 8. c; 9. b; 10. a.

Estómago. El centro de la digestión

1. c; 2. b; 3. b; 4. b; 5. a; 6. b; 7. a; 8. c; 9. b; 10. b.

Teniasis y cisticercosis

1. b; 2. c; 3. b; 4. c; 5. c; 6. c; 7. a; 8. a; 9. b; 10. a.

Intestino delgado, intestino grueso: lugares de absorción

1. a; 2. a; 3. b; 4. a; 5. c; 6. b; 7. a; 8. b; 9. c; 10. c.

Hidatidosis

1. a; 2. a; 3. c; 4. a; 5. c; 6. a; 7. b; 8. b; 9. b; 10. c.

El hígado y las vías biliares: un sistema fundamental para el metabolismo

1. c; 2. b; 3. a; 4. c; 5. c; 6. b; 7. c; 8. a; 9. b; 10. c.

Páncreas: una glándula fundamental

1. b; 2. a; 3. c; 4. c; 5. c; 6. b; 7. a; 8. a; 9. b; 10. c.

El bazo: un gran desconocido

1. c; 2. b; 3. c; 4. c; 5. c; 6. c; 7. b; 8. a; 9. a; 10. b.